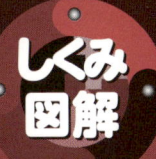
しくみ図解

病院の設備が一番わかる

▶病院の設備と機器の用途を
検査から入院の順序で解説

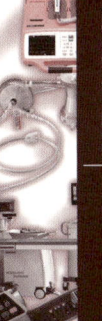

宇喜多義敬 監修

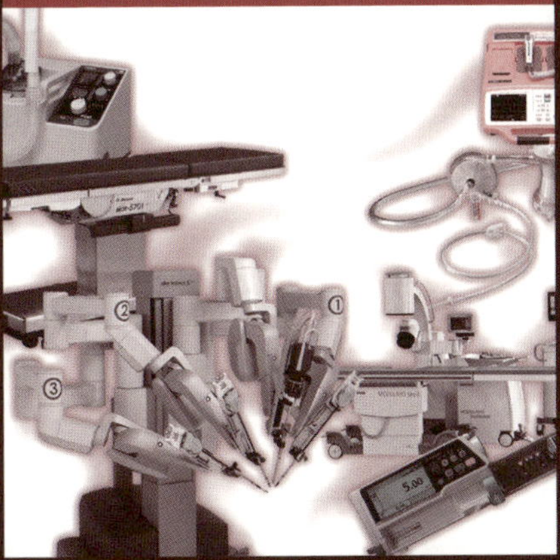

技術評論社

はじめに

　最近、知人から医療機器のことを質問される機会が増えています。ほとんどは「この間、病院に行ってMRIの検査を受けたのだけど、MRIとはどのような機械なの？」とか「友人の奥さんがマンモグラフィー試験を受けたがあれは危なくないの？」とかです。私が元大手の医療機器メーカーでＭＥ機器担当の役員をしていたこともあるからかと思いますがそれだけではないようです。多分高齢者が増え、病院にかかる機会が増えたことや健康や医療に対する関心が高まる中で多くの新しい機器が医療現場に導入されるようになったこと、さらに情報化社会の発展で、身の回りのことを知りたいと思う人が増えてきているからだと思います。

　そこで改めて知人に紹介できる良い本がないかと探してみると結構これは難問です。医療機器の本はあまりにも専門的すぎて読む気が起きません。ネット情報をと思いパソコンを開いてみると、あまりにも情報が多く、どれを読んで良いか専門家でないと分からないのではと感じます。

　そこで、本書は私の知人のように自分や家族たちが接する最新の病院の医療器械について知りたいと思っている一般読者のために編集したいと思いました。この編集方針の下、本書は2つの特色を持っています。一つは、病院でよく接するＭＥ医療機器に絞り、さらに出来るだけ専門用語を避け、簡単な説明と機器の写真を多用することを心掛けました。もう一つの特色は、病院内の行為の流れ、つまり診察・検査・処置更に手術・集中治療などに沿って医療機器を説明すること、また診療科や機器が設置される検査室等の部署の情報を掲載し、病院の現場を想定して編集した点です。

　本書が完成し改めて目を通してみますと、本書は一般読者だけでなく、医療機器の関連企業や医療業界への進出を考える企業、また医学や医学工学への進学を目指す学生や医療業界への就職希望者などの方にも有用になったものと自負しています。

　本書が多くの方々に見られ、読まれて医療機器を知ることで、医療機器もさらに進化し、医療の現場から高い評価を受けることに繋がれば幸いです。

　最後に、本書の編集に貴重な指導をいただいた日本医科大学循環器内科松下誠人医師、紹介機器の説明に専門的見地から確認・助言をいただいたケイ・アンド・ケイ ジャパン株式会社久保田博南代表取締役、また本書の出版・監修・執筆の機会をいただいた株式会社技術評論社、さらに全体の構成や編集・制作にご協力いただいたジーグレイプ株式会社の方々に対し、心より感謝の辞を捧げたいと思います。

　　　　　　　　　　2014年9月吉日　　　監修及び著者を代表して　　　宇喜多 義敬

病院の設備が一番わかる
——病院の設備と機器の用途を
検査から入院の順序で解説——

目次

はじめに……………3

第1章 病院解剖図……………9

1 病院のしくみ……………10
2 病院の種類と規模……………12
3 医療情報システム……………14
4 中央材料室……………16
5 医療機器の担当者……………18
6 医療機器のメーカー……………20

第2章 検査の機器……………23

1 筋電計……………24
2 心電計……………26
3 ホルター心電計……………28
4 運動負荷心電図検査装置……………29
5 血圧脈波（ABI・PWV）検査装置……………30
6 脳波計……………32
7 骨密度測定装置……………34
8 超音波診断装置（エコー検査）……………36
9 簡易型睡眠評価装置（アプノモニタ）……………38
10 呼吸機能検査装置（スパイロメータ）……………40

CONTENTS

11　カプノメータ（呼気炭酸ガスモニタ）…………42
12　検体検査装置…………44
13　動脈血ガス分析装置…………46
14　X線（一般）撮影装置…………48
15　マンモグラフィ…………50
16　CT（コンピュータ断層撮影装置）…………52
17　MRI（核磁気共鳴画像装置）…………54
18　PET（陽電子放射断層撮影装置）…………56
19　消化管内視鏡…………58
20　咽頭内視鏡…………60
21　血管造影システム（アンギオ）…………62
22　超音波血管内映像装置（IVUS）…………64
23　聴力検査機…………66
24　眼圧計…………68
25　眼底カメラ…………70
26　ポータブルX線装置…………72
27　痛み計…………73

第3章　処置の機器…………75

1　体外衝撃波結石破砕装置…………76
2　放射線治療装置…………78
3　粒子線治療装置…………80
4　持続的緩徐式血液濾過透析装置…………82
5　血液透析装置（HD）…………84
6　低周波治療器…………86
7　温熱療法治療器…………88
8　高気圧酸素治療装置…………90

CONTENTS

  9　紫外線治療器……………92
10　レーザ治療器……………94
11　超音波ネブライザ……………96
12　CPAP（持続式陽圧呼吸療法）装置……………98
13　ASV装置……………100

第4章　手術室の機器……………103

  1　麻酔器……………104
  2　麻酔深度モニタ（BISモニタ）……………106
  3　人工呼吸器……………108
  4　人工心肺装置……………110
  5　放射線治療ロボット（サイバーナイフ）……………112
  6　手術支援ロボット……………114
  7　手術台、無影灯……………116
  8　電気メスと超音波メス……………118
  9　腹腔鏡……………120
10　心臓ペースメーカー……………122
11　人工血管……………124
12　ガイドワイヤー、カテーテル……………125

第5章　集中治療室の機器……………129

  1　生体情報モニタ……………130
  2　低体温療法装置……………132
  3　深部体温計（深部体温モニタ）……………134
  4　輸液ポンプ、シリンジポンプ……………136

5 パルスオキシメータ‥‥‥‥‥138
6 除細動器（カウンターショック）‥‥‥‥‥140
7 分娩監視装置‥‥‥‥‥142
8 保育器（新生児ウォーマ）‥‥‥‥‥144
9 自動血球計数器‥‥‥‥‥146
10 経皮的人工心肺補助装置（PCPS）‥‥‥‥‥148
11 非侵襲的陽圧呼吸器（NPPV）‥‥‥‥‥150
12 輸血・輸液加温装置‥‥‥‥‥152
13 医療用空気清浄機‥‥‥‥‥153

第6章 救急車とドクターヘリの機器‥‥‥‥‥155

1 電動式吸引器‥‥‥‥‥156
2 心電図伝送装置‥‥‥‥‥158
3 車載用人工呼吸器、加湿流量計‥‥‥‥‥160
4 自動体外式除細動器（AED）‥‥‥‥‥162
5 ヘッドイモビライザー‥‥‥‥‥164
6 ストレッチャー‥‥‥‥‥166
7 簡易隔離搬送装置‥‥‥‥‥168

用語索引‥‥‥‥‥171

CONTENTS

 **コラム｜目次**

歯科のある病院............22
歯科の機器ー歯科用マイクロスコープ............74
歯科の機器ー歯科用X線装置............102
歯科の機器ーデンタルユニット............128
歯科の機器ー歯科用ハンドピース............154
歯科の機器ー歯科用レーザ機器............170

本書で表記している主な診療科と部署一覧

主な診療科の表記			
外科	外科	脳ドック	脳ド
脳外科	脳外	人間ドック	人ド
脳神経外科	脳神	健康診断センタ	健診
胸部外科	胸部	痛みセンター	痛セ
血管外科	血管	腫瘍科	腫瘍
心臓外科	心臓	歯科	歯科
心臓血管外科	心血	主な部署の表記	
整形外科	整形	放射線検査室(X線/CT検査室)	放射
麻酔科	麻酔	透析室	透析
リウマチ科	リウ	内視鏡室	内視
循環器科	循環	腹腔鏡手術室	腹腔
泌尿器科	泌尿	生理検査室	生理
消化器内科	消内	生体検査室	生体
消化器外科	消外	理学療法室	理学
内科	内科	リハビリ室	リハ
放射線科	放射	手術室	手術
耳鼻科(耳鼻咽喉科)	耳鼻	集中治療室	ICU
眼科	眼科	病室	病室
皮膚科	皮膚	救急車(ドクターヘリ)	救車
形成外科	形成	検査室	検査
美容外科	美容	救急救命室(センタ)	ER
腎臓内科	腎内	冠疾患集中治療室	CCU
呼吸器科(呼吸器外科・呼吸器内科)	呼吸	新生児集中治療室	NICU
産科・婦人科	産・婦	高気圧酸素治療室	高酸
小児科小児	小児	サイバーナイフセンタ	サイ
神経科(神経内科・神経外科)	神経	ナースステーション	ナース

第 1 章

病院解剖図

病院内の医療機器のそれぞれを知る前に、
この章で現代の病院の定義や分類、病院全体の構造、
病院スタッフそして市場規模・メーカーなどの
基本知識を理解しておきます。

1-1 病院のしくみ

●明るく、受診しやすい病院設計に

　近年の病院は明るく開放的な雰囲気です。ロビーにエスカレータがあり、ホテルと間違えそうなところもあります。これは単に見栄えをよくするためでなく、エレベータのように待たなくてよいという利便性をねらった設計です。では、現代の病院に欠かせない各部署と役割を見ていきましょう。

- **受付**：一番目につきやすいのが外来の受付です。初診の場合は「診察申込書」や「問診票」に記入して診察券を作ります。再診時の自動受付機や診察時間が示される電光掲示板など、電子機器が導入されている場合があります。大病院の総合案内カウンターでは、何科を受診したらいいか分からない時の相談も出来ます。
- **検査室**：血液検査をする「採血室」、心電図や呼吸機能検査、脳波測定などを行う「生理検査室」、レントゲンを行う「X線検査室」などがあります。CT検査や電磁波を使うMRI検査では、検査技師が別室からマイクで指示を送ります。
- **中央材料室**：院内で使うすべての機材の洗浄・滅菌、診療材料の補充・管理などを行います。
- **ME室**：臨床工学技士（ME = Medical Engineer／CE= Clinical Engineer）は、日々進歩する医療機器の操作・保守・点検を行う専門家です。人工呼吸器、人工心肺装置、血液浄化装置等生命維持管理装置の管理を行います。
- **薬剤室**：病院薬剤師が処方箋に基づき、薬の調剤・説明・管理を行います。入院患者の薬の梱包・配布、注射や点滴液の調合も行っています。
- **手術室**：細菌などによる汚染を防ぐため、手術室前には手洗い場、更衣室があり、室内は特別な空調設備が施されています。
- **その他**：共通あるいは診療科ごとの病室、ナースステーション、集中治療室（ICU）、救命救急室（ER）、地域医療連携室、患者相談室などがあります。

図 1-1-1　院内案内図の例

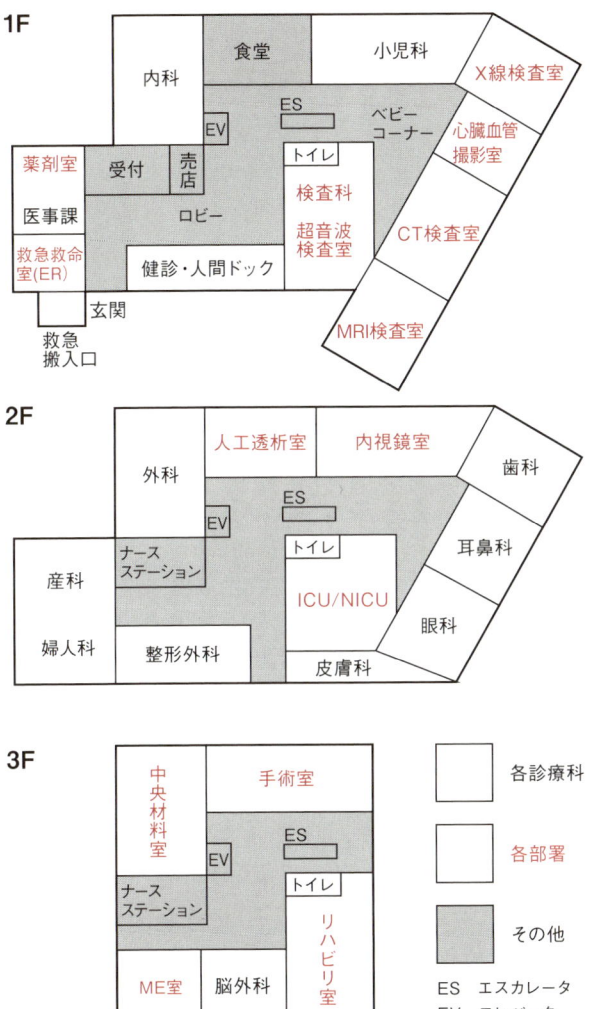

1・病院解剖図

11

1-2 病院の種類と規模

　一般に「病院」と呼んでいる医療機関は、医療法によって様々に分類され、それぞれに果たすべき役割が違います。

●病院と診療所の違い

　現在、日本には8500余りの病院と10万余りの診療所があります。

　医療法ではベッド数20床以上が「病院」、19床以下が「診療所」です。そして、入院施設を持たない診療所を「無床診療所」、入院施設を持つ診療所を「有床診療所」といいます。「○○医院」「○○クリニック」という名前の医療機関は「診療所」を意味しています（図1-2-1）。

　病院と診療所に必要なスタッフ数、設備も医療法で決まっています。「有床診療所」には、最低1人の医師が勤務することが条件ですが、「病院」は医師3人以上、また当直医も必要です。設備上では、病院に対して、各科の診察室、手術室、臨床検査施設、X線装置、調剤室、給食室などの設置が義務付けられていますが、診療所には特にそのような決まりはありません。

●病院も3つの種類に分かれる

　病院は「精神科病院」「結核療養所」「一般病院」に分かれます。一般病院は、さらに「特定機能病院」「地域医療支援病院」「療養病床を有する病院」に分かれます。「特定機能病院」は高度な医療を提供する病院で集中治療室や無菌病室などが必要です。「地域医療支援病院」は、救急医療を行う、診療所からの紹介率が一定以上あることなどが条件です。「療養病床を有する病院」は、病状が落ち着いた患者さんを対象にした長期入院のための施設です。

　以前は、「一般病院」に対して、病床数が100以上で内科、外科、産婦人科などの5科以上を有するという条件で「総合病院」という規定がありましたが、現在、その規定はなくなりました。病院名に「○○総合病院」と名がついているのはその名残です。

図 1-2-1 医療施設の分類

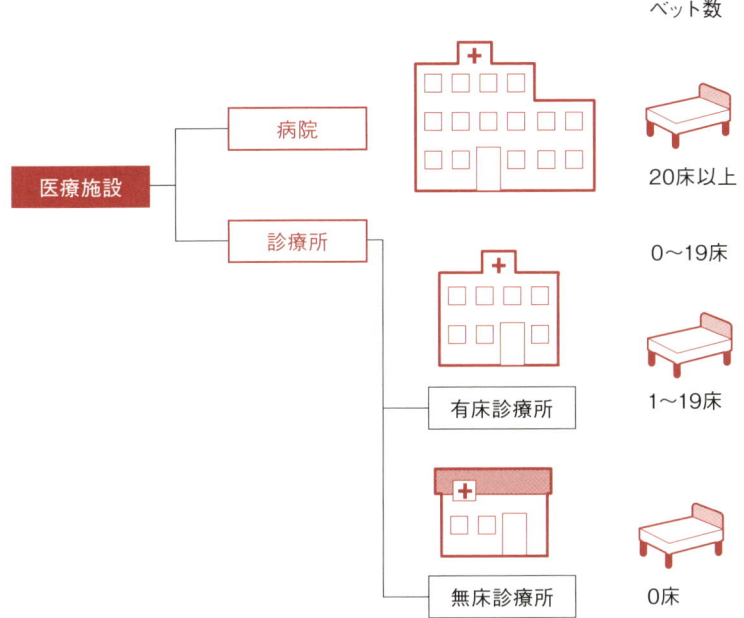

●医師とコメディカル

　病院には様々な職種の人がいます。

　診療部門にいるのは医師と医師以外の医療専門職で、この医療専門職は総称してコメディカル・スタッフといいます。医学生は医学部卒業後、医師国家試験に合格し医師になり、その後2年間の法に基づく臨床研修医となります。臨床研修が終り、自分の専門を決めると通常は3年くらい専修医として、経験を積まなければなりません。コメディカル・スタッフには看護師、検査技師、臨床工学技士、薬剤師、放射線技師、理学療法士、作業療法士などが含まれます。

1-3 医療情報システム

●医療情報システムは基幹システムと部門システムで構成

　院内の医療情報システムは各課や各検査の効率を上げるためのシステム、例えば薬剤システム、検査システム、透析システム、看護支援システムまた会計システムなどの部門システムとそれを束ね、データを共通に使えるように病院全体の効率を上げるシステムである基幹システムで構成されます。基幹システムの位置を確立しつつあるのが電子カルテシステムですが、電子カルテシステムは医師の診断経過や結果、看護記録、検査結果、画像情報、連携先医療機関からの紹介状など、対象の患者に付随して発生する情報を管理・記録するシステムと言えます。まず院内のシステムの導入は、部門システムが先行したことや部門システムを提供する企業と電子カルテを提供する企業が異なること、また病院毎のルールが違うため病院毎の変更で電子カルテシステムが高価になることもあり、普及率は大病院で60%くらい、中小では20%強のようです。また診療所用の電子カルテも患者のデータ管理として普及しはじめています。

　今後は電子カルテが院外で個人情報として共通に管理され、病院を変わっても個人の検査データなどが各病院で共通に使われる個人電子カルテシステムが発展していくかもしれません。

●医療事務会計システムとオーダリングシステム

　病院によっては電子カルテシステムと医療事務会計システム、オーダリングシステムを分けて構成しています。医療事務会計システムは院内のお金のやり取りの管理なので分かりやすいと思いますが、患者への請求金額を計算し、医療保険者へ提出する診療報酬請求書を作成するシステムです。オーダリングシステムは、主に医師からの検査や処方指示（オーダリング）などに関する情報伝達するシステムで、電子カルテシステムの重要な一部とも言えます。

電子カルテシステムが導入されていない病院では、オーダリングシステムを中心に各部門システムを繋いだり、医療事務会計システムと連携したりするように進化させることも行われています。

　この方法はシステムの規模を考えると電子カルテシステムよりオーダリングシステムをシステムアップした方が負担が小さく出来るので、中小病院には向いているところもあります。

図 1-3-1　電子カルテシステムの仕組み

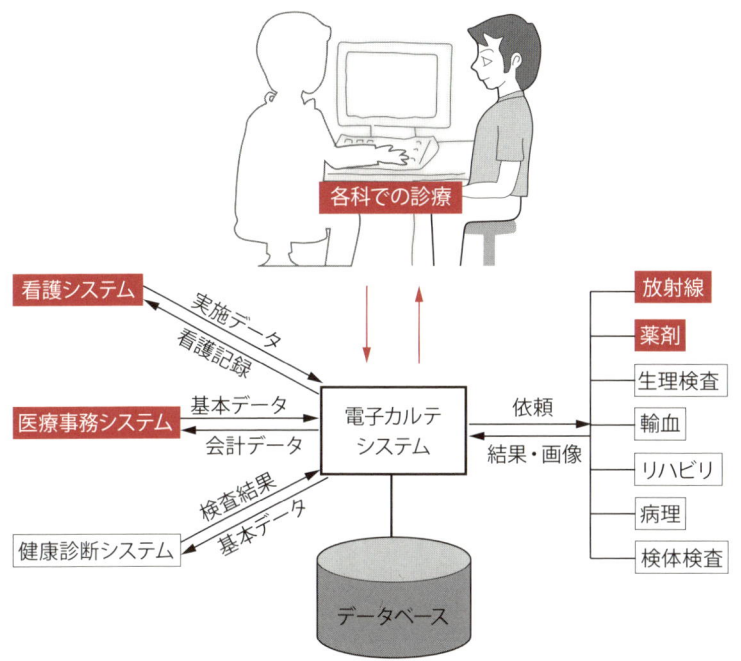

1-4 中央材料室

●安全な手術に不可欠な滅菌・洗浄

中央材料室で行われる、手術や検査に使う医療器械やガーゼなどの材料、手術着などの洗浄・消毒・滅菌、また使用済み医材の回収や二次処理は重要な業務です。

滅菌には様々な方法があり、必要な機器の素材などにより、最適な滅菌方法が選ばれます。

- **高圧蒸気滅菌法**

高圧蒸気滅菌装置を「オートクレーブ」といいます。蒸気の圧力で空気を抜いて真空状態を作り出し、高温高圧の飽和水蒸気による滅菌処理を行います（図1-4-1）。

- **乾熱滅菌法と火炎滅菌法**

乾熱滅菌法は乾燥した空気の中で高温滅菌する方法です。細菌によっては、乾燥した状態でなければ死滅しない細菌やカビがあるため、160～170℃で2時間、あるいは180～190℃で30分間という条件下で滅菌されます。火炎滅菌法は燃やして滅菌する方法で、排泄物などの処理法として用いられます。

- **その他の滅菌法**

高熱に耐えられないものを低温のエチレンオキサイドガスやプラズマで滅菌します。加熱滅菌出来ない薬の無菌調製などには濾過装置を使います。

●中央材料室が保守・点検している機器

病院で使われる装置には、メス・はさみ・鉗子や持針器などの鋼製器具や内視鏡システム、腹腔鏡システム、超音波ネブライザ、輸液ポンプ、超音波メス、電気メスなど、様々な器具、精密機器があります。これらを用途に応じて安全に使用出来るよう、モニタやハンドルからコードに至るまで、定期的に動作の点検、洗浄・消毒・滅菌などの仕事をしています。

そのほかに、院内の医療物品の請求・納品などの管理も行います。

【滅菌の工程の例】
1　医療器具は流水で丁寧に洗う
2　手洗いしたものを自動洗浄機にかける
3　乾燥させた物品をシーラーで滅菌パックする
4　パックした物品を、高圧滅菌装置またはガス滅菌装置に入れる
5　滅菌したものを保管する

図 1-4-1　高圧蒸気滅菌装置（オートクレーブ）

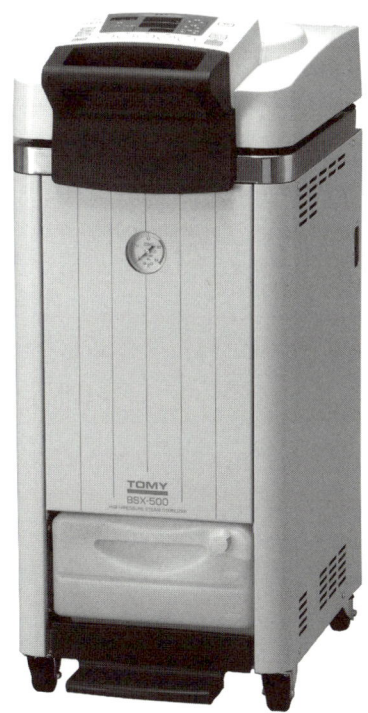

（写真提供：株式会社トミー精工）

[オートクレーブの主なメーカー]
サクラ精機 / 東邦製作所 / トミー精工 /
ヒルソン・デック / ヤマト科学

（[主なメーカー]は 50 音順にて表記）

医療機器の担当者

　病院の医療機器を使うのは医師だけではありません。様々な職種のコメディカル・スタッフが関わっています。
　医療機器に携わる職種の主なものに放射線技師や臨床検査技師があります。

●放射線技師の仕事

　放射線技師は国家資格者で、各科の担当医と放射線診断科医師の指示に基づき、X線撮影、CTの操作、放射線治療など、放射線を使った業務が主ですが、超音波や磁気などを利用して必要な部位を撮影し、コンピュータによる画像の処理なども行います。

●臨床検査技師の仕事

　臨床検査技師は国家資格をもつ技術者で、各科の担当医の指示に基づき、採血、病理検査などの検体検査と生理学検査を行います。機器に関連する生理学的検査には、負荷心電図、肺機能検査、携帯型心電図記録装置によるホルター心電図、MRI検査、超音波検査などがあり、患者の生体情報を正確に把握し、それを医師に報告します。

●幅広い臨床工学技士の仕事

　臨床工学技士も国家資格です。医師の指導のもと、生命維持管理装置の操作・保守点検を行います。生命維持管理装置とは、人の呼吸や循環や代謝の補助などをする装置で、以下の例があります。

【人工呼吸器】
　人工呼吸器・搬送用呼吸器は集中治療室や手術室、病室、救急外来などで使います。臨床工学技士は医師と共に患者の血圧などの測定値に基づき、患者に合った設定を行います。

【人工透析】

　腎不全患者の人工透析療法、特殊血液浄化療法を行う時、臨床工学士は、持続緩徐式血液濾過透析装置などのセットアップから装置の操作、穿刺（針刺し）、治療中の観察、機器の保守管理まで行います。透析を受けている患者の血管に狭窄・閉塞などが発生している時、造影検査や、医師のバルーンカテーテルなどによる狭窄部拡張治療が必要になります。それらの場合は臨床工学技士が医師の介助を行います。

【ペースメーカーの埋め込み】

　臨床工学技士はペースメーカー埋め込みの立会い、手術・検査で電磁波の干渉を受けていないかどうかのチェック、ペースメーカーの使用に関する患者への教育なども行います。

図 1-5-1　臨床工学技師の仕事

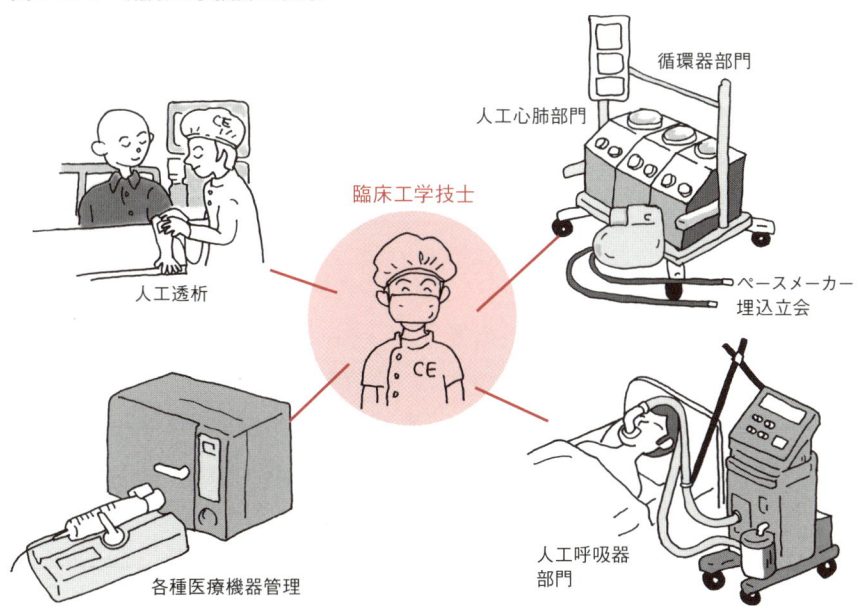

1-6 医療機器のメーカー

●日本の医療機器の発展と試練

　歴史上、医療機器は医師の治療技術や施術を実現するために開発されてきました。日本でも明治以降、西洋医学の導入とともに西洋式施術のための多くの機器が開発されています。当初の発展は大学医学部の医師たちの要望を元に機械メーカーがそれを製品化して発展させました。現在でも東京大学近くの本郷3丁目に多くのメーカーがあるのはその名残りと言われています。

　工業の発展に伴って、医療の現場にも電気を使った機器が登場しはじめ、近年ではコンピュータや先端技術の進歩により多くの機器が医療分野にも導入されています。このため従来は異業種とされた分野から開発された新しい機器が現在では病院の主役となっていると言えるでしょう。

　これらの機器、特にコンピュータ、放射線技術や光学器の開発には多額の費用がかかるため、メーカーには世界市場を視野に入れたグローバルな製品開発が求められています。

●日本は医療機器の先進国

　グローバル化が進むことで、医療機器メーカーの世界でも輸入品や外資系の企業が次々に国内に入ってきています。その中で日本のメーカーは激しい競争にさらされてはいますが、内視鏡分野、特に胃カメラでは世界シェアの75％を占めているオリンパスのような企業もあります。

　またCTや超音波診断装置でも日本メーカーは世界のトップクラスのシェアを占めています。

　日本は高齢化においても先進国です。そのため今後は介護ロボットをはじめ、高齢化に伴う医療機器の開発が進むと見られています。その分野でも世界のリーダー的役割を見据えた企業努力が展開されています。

図 1-6-1　日本の医療機器メーカーの売上（2009 年）

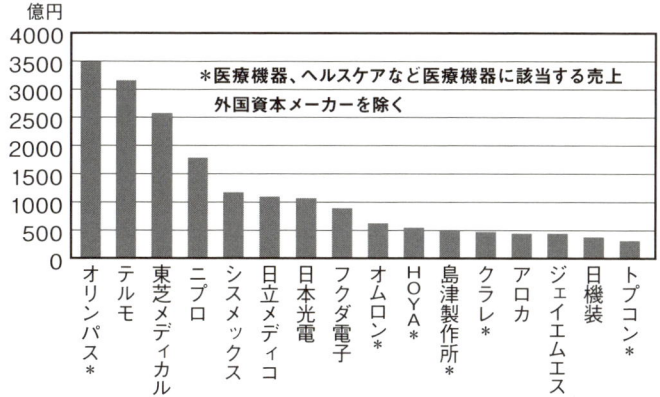

（出典：各社財務報告書より）

図 1-6-2　医療機器別世界シェア

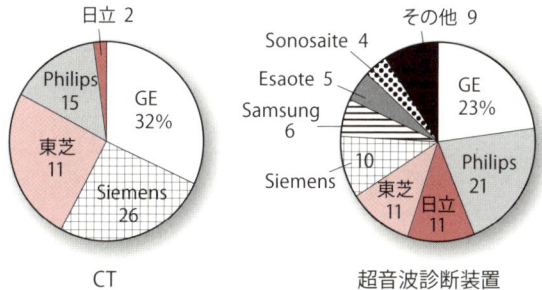

表 1-6-1　日本の主な医療機器メーカーと機器

メーカー名	主要製品
オリンパス	内視鏡、光学精密
シスメティック	検体検査装置、各種検査装置など
島津製作所	画像診断装置、血管撮影システムなど
テルモ	カテーテル、人工心肺装置など
東芝（東芝メディカルシステムズ）	CT、超音波診断装置、放射線治療システム
ニプロ	透析器、人工肺など
日本光電	心電計、脳波計など
日立メディコ	X線診断システム、X線診断機器
フクダ電子	心電計、人工呼吸器、AEDなど

❗ 歯科のある病院

　日本では医師は医師法、歯科医師は歯科医師法に基づく資格に分かれています。医師は、何科の医師にでもなれますが（麻酔科以外）、歯科医師にはなれません。歯科医師は現在約10万人でそのほとんどは無床の歯科診療所（クリニック）を営んでいる「まちの歯医者さん」です。

　歯科医の仕事は歯の治療、保健指導などで、治療としては、虫歯の処置や入れ歯・詰め物・冠・差し歯などの製作と装着、歯並びの矯正、抜歯やインプラントなどの外科的治療、口の中（口腔領域）の腫瘍も治療の対象となっています。

　しかし近年、がんや全身性の病気、生活習慣病などが増えつつあり、どこまでが歯科医師単独で行える手術・治療で、どこからが口腔外科医の治療範囲か、という線引きが非常に難しくなっているのが現状です。

　そこで、歯科と連携して「歯科治療」を行う総合病院が増えてきています。院内に「歯科口腔外科」を設置し、虫歯の治療など、歯科治療も行いますが、主に口腔外科、口腔内科的な治療を中心に行っています。各科の専門医と歯科医やコ・デンタル（歯科衛生士・歯科技工士）が協力した、チーム医療での難易度の高い治療を可能にしています。また、「歯科口腔外科」のない病院でも地域の歯科医や老人保健施設などとの連携に力を入れています。

　本書では各章のコラムで歯科の医療機器について紹介します。

第 2 章

検査の機器

本書は病院での機器を分かりやすく診察の流れで
解説していきます。受付をすると通常はまず、医師の問診や
触診を受け、症状の発生原因となる疑いのある部位や
それに関連する検査を受けます。
この章では主に検査に使われる機器を紹介します。

2-1 筋電計

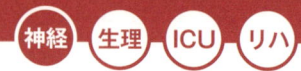

●筋肉や神経の障害を波形で表示

　筋ジストロフィ、重力筋無力症などの筋肉の障害や、末梢神経炎、筋萎縮性側索硬化症（ALS）やパーキンソン症候群などの神経障害の筋電図検査には筋電計が使われます。筋肉は神経からの刺激信号を受けて収縮などの動きを起します。これを波形にしたものを筋電図と呼び、モニタ画面に表示され、プリントアウトすることも出来ます。

　さらに、最近の機種ではビデオカメラと組み合わせ、画面上に筋電図と被験者の行動を記録した動画を同期させることも出来るので、筋肉の動き（実写）と筋電図の動きをシンクロさせて確認することが可能です。

●約 100 万倍も増幅される筋肉からの信号

　検査は、ごく細い針状の電極を筋肉に直接刺して筋肉を収縮させてその電位を測る方式（針筋電図）と、筋肉の表面にパッド状の電極を貼って活動電位を測る方法（表面筋電図）の 2 方式があります。

　針筋電図方式では、被検者が痛みを伴うため、検査時に事前の説明が必要です。また、表面筋電図方式では、複数の筋の電位を同時に記録出来るので、美容歯科などでは電極を顎から頬に貼り、歯のかみ合わせの確認などにも応用されています。筋肉からの電位信号は、10 マイクロボルト（μV）～数ミリボルト（mV）と大変微弱なので、電気的に約 100 万倍も増幅されています。

●無線式、ハンディタイプも登場

　筋電計も近年、小型化、ワイヤレス化が進み、ハンディタイプの製品も登場しています。データは機器の内部に保存され、パソコンにダウンロードすれば自動解析出来るアプリケーションも開発されています。医療における検査だけでなく、スポーツ医学や産業医学、リハビリテーションの領域など、筋電計を使う世界は近年増々拡がっています。

図 2-1-1　筋電計

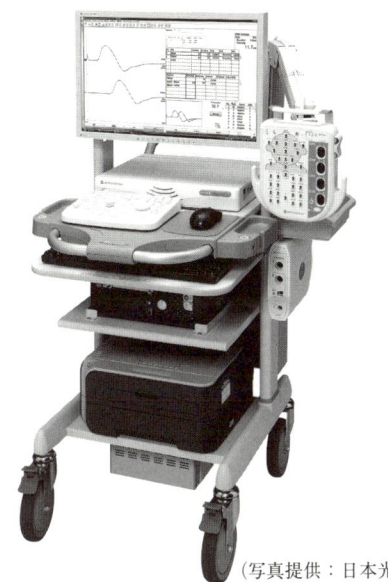

（写真提供：日本光電工業株式会社）

図 2-1-2　表面筋電図のとり方

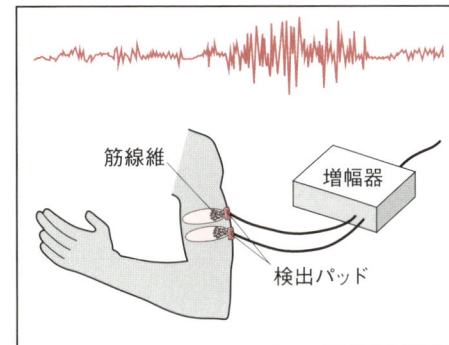

図 2-1-3　バイオモニタ（ハンディタイプの筋電計）

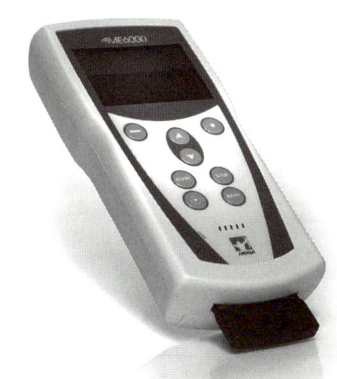

（写真提供：日本メディックス株式会社）

2・検査の機器

［筋電計の主なメーカー］
インターリハ / 京西テクノス / 酒井医療 /
日本光電 / 日本メディックス

2-2 心電計

●心臓の動きを電気的に知る重要な検査装置

　心電図検査は、健康診断などでも採用されている基本的な検査とされています。特に不整脈や心臓肥大などの循環器系の疾患が疑われるケースでは、診断の決め手の一つとなっています。

　私たちの心臓は、1日約10万回も規則正しく収縮と拡張を繰り返す必要があります。そのためには、右心房上部の洞結節からの信号が必要で、この信号が細胞膜の性質を変化させ、イオン量の変化により電流が発生します。この微弱な電流変化を、いかに雑音を抑えながら、経時的な連続線を記録（心電図）するかが心電計の課題です。

　心電計は、まさに生命と最も関わりの大きい診断装置と言っても過言ではなく、24時間心電図をとるためのホルター心電計（→ P.28）、運動中の心臓の状態を検査するための運動負荷心電図検査装置（→ P.29）、胎児用心電計など様々なバリエーションが用意されています。もちろん心臓手術後の経過を観察するためなどに、手術室やICU、病室でも波形を連続して表示する生体情報モニタ（→ P.130）が使われています。

図 2-2-1　心電計

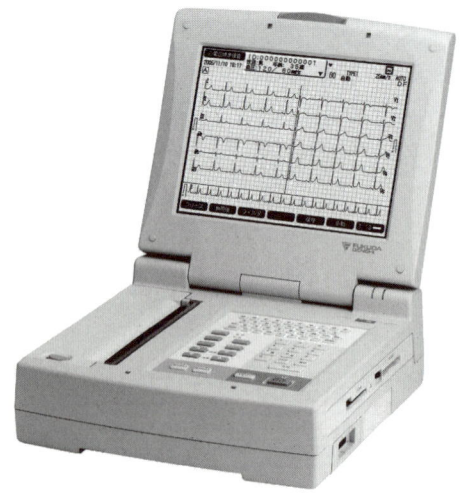

（写真提供：フクダ電子株式会社）

●狭心症や心室細動も一目瞭然

心電図は心臓からの電気信号を身体の10ヶ所の電極から集めて経時的に記録します。図2-2-2が示しているように、正常なものと疾患のあるものを比べるとその差は歴然としています。

- **正常例**
- **不整脈**：いわゆる「脈が飛ぶ」と言われる不整脈の心電図
- **狭心症**：動脈硬化を引き起こす狭心症の心電図。階段の上りなど心臓に負荷がかかると痛みが出る
- **心室細動**：心室細動の発作時の例。

不整脈の一種ですが、AED（自動体外式除細動器→P.162）が近くにないと、死に至る確率の高い危険な状態

図2-2-2　心電図（例）

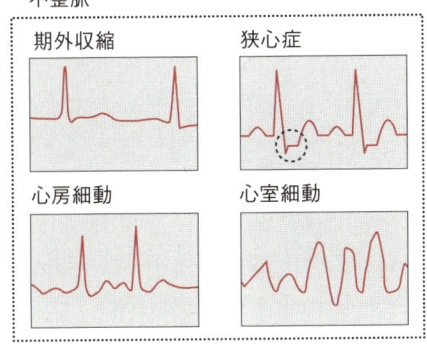

●新時代の心電計は…

イスラエルの会社が開発した超小型ポータブル心電計は、12誘導（病院の心電計と同じ仕様）で計測し、結果をスマートフォンに伝送（Bluetooth方式）し、データ管理が出来ます。医療機関から離れた家庭で心電図をとり、医療機関に伝送して診察する遠隔診断が出来る地域も増えてきています。

図2-2-3　超小型ポータブル心電計

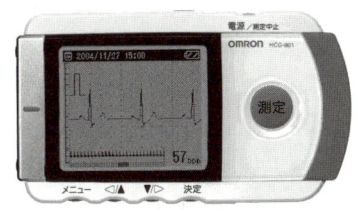

（写真提供：オムロンコーリン株式会社）

[医療用心電計の主なメーカー]
オムロンコーリン／スズケン／日本光電／フクダ電子／GEヘルスケア

2・検査の機器

2-3 ホルター心電計

●暮らしの中で心臓の動きをみる

　動悸や息切れがしたり心臓が急に苦しくなった時、病院の救急に駆けつけて心電図をとる頃には発作が収まって原因が分からなかったという経験をもつ人は少なくありません。ホルター心電計はホルター博士が開発した24時間、生活の中で心臓がどのように働いているのかをモニタする機械です。

　患者は受診時、ホルター心電記録計と身体の4～6ヶ所に電極パッドをテープなどで体に貼りつけます。ホルター心電計を貼付けたまま日常生活を送り、次回受診時医療機関にホルター心電計を提出し、パソコンに心電図データを移して検査します。最近では入浴も可能な完全防水型の機種も開発されています。

●不整脈と自覚症状との整合性も確認

　この検査では、不整脈が日常生活の中でいつ出るのか、また、起床前に起こりやすい狭心症発作の徴候や、心筋梗塞の兆しなどを知ることも可能です。さらに動悸や息切れなどの自覚症状と心電図との整合性を確認することが出来るので、病院での心電図検査と比較すると、より現実的なデータを得ることが出来ます。

図2-3-1　ホルター心電計

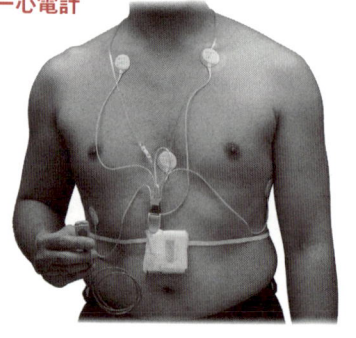

（写真提供：日本光電工業株式会社）

[ホルター心電計の主なメーカー]
スズケン／日本光電／パラマ・テック／フクダエム・イー工業／フクダ電子

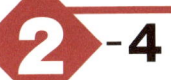
運動負荷心電図検査装置

● 3種類の心電図検査

心電図検査は医療機関で安静時にとるもの（心電図→ P.26）とホルター心電図検査（→ P.28）のほかに、運動負荷心電図検査があります。

運動負荷心電図検査には2段の階段を上がり降りするマスターステップ（2階段）試験や、自転車こぎによるエルゴメーター負荷試験、そしてトレッドミル試験があります。

●労作時に起きる発作に対して検査

心疾患の診断には、心電図は欠かせない検査です。症状によってその検査方法は異なります。

虚血性心疾患の一つ、狭心症の場合は、労作時に発症することが多いのが特徴で、負荷をかけて心電図をとる方法が有効です。それに対して心筋梗塞の場合は、安静時にも発作しやすいので、負荷心電図をとる必要はありません。

●トレッドミル負荷試験

トレッドミル負荷試験は、アスレチッククラブなどにあるベルトが回転するトレッドミルと通常の心電計をセットにした試験です。この機器では、まず被験者は安静時の心電図・血圧を測定します。次に電極を身体につけたまま運動をしながら試験を行い、終了後再度心電図・血圧を測定します。

図 2-4-1 トレッドミル試験装置

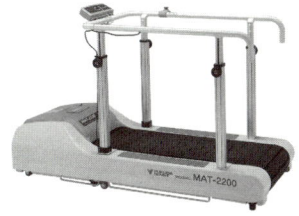

（写真提供：フクダ電子株式会社）

［トレッドミル・エルゴメータの主なメーカー］
インターリハ／大武・ルート工業／日本光電／日本メディックス／フクダ電子

2-5 血圧脈波（ABI・PWV）検査装置

内科 循環 血管 健診 生体 生理

●動脈硬化の度合いを定量的に知る

　血管内膜にコレステロールなどが蓄積すると内膜が肥厚します。その影響で血管そのものにも弾力性がなくなり、動脈硬化という症状になります。健常者の血管はゴムチューブのように、動脈もしなやかですが、動脈硬化症の患者の血管は土管のようだと表現されます。動脈硬化を放置すると、心臓では狭心症、心筋梗塞、脳では脳梗塞、脳出血を起こす要因ともなります。

　この動脈硬化の進展度を何とか非侵襲的に、また定量的に測定分析出来ないかと開発されたのが ABI・PWV 検査装置です。

　この検査で患者はカフと呼ばれるセンサを両手首、両足首につけ、心電図と同様の電極と心音モニタをつけ、安静状態でベッドに横になります。ABIとPWVは同時に計測分析され、モニタに表示されます。

● ABI（足関節／上腕血圧比）

　ABIとは足関節と上腕の血圧の比率のことです。比較的太い血管のつまり具合を判断する目安の一つです。通常、私たちの血圧は下肢のほうが上肢より少しだけ高いか、ほぼ同値を示します。この ABI 値が 0.9 以下の場合は、下肢循環不全が疑われ、下肢の動脈に狭窄や、閉塞がある可能性を示します。

【ABI の評価基準】（米国心臓学会 2005 年診断基準より）
1.00<ABI<1.29：正常
0.91 ≦ ABI ≦ 0.99：正常範囲だが境界領域
0.41<ABI ≦ 0.90：軽～中等度閉塞、狭窄の可能性
ABI ≦ 0.40：重度閉塞、狭窄の可能性

● PWV（脈波伝播速度）

　PWVは脈波伝播速度のことで、心臓からの脈動がどのくらいのスピードで全身に伝わっていくかを測る検査です。PWVは比較的太い血管の硬さを測る指標の一つです。PWV値は通常、加齢とともに増加します。

　健常者では血管に弾力やしなやかさがあり、脈波は遅くなります。動脈硬化症では血管に弾力がないため、脈動は速く伝播します。

　この検査の結果を元に、医師は、「あなたの血管は○○歳くらいですね」という診断を下します。この検査はまた、糖尿病に伴う閉塞性動脈硬化症のチェックにも使われています。

図 2-5-1　血圧脈波検査装置

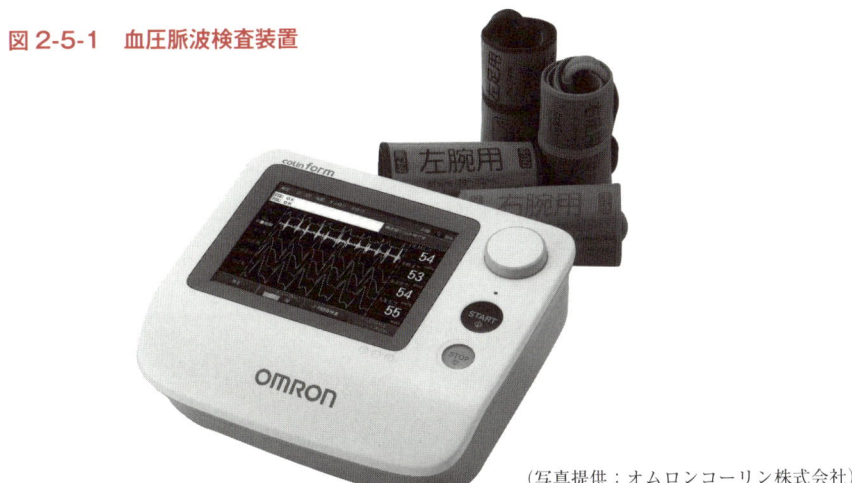

（写真提供：オムロンコーリン株式会社）

図 2-5-2　PWV の原理―健常者の場合（左）動脈硬化症の患者の場合（右）

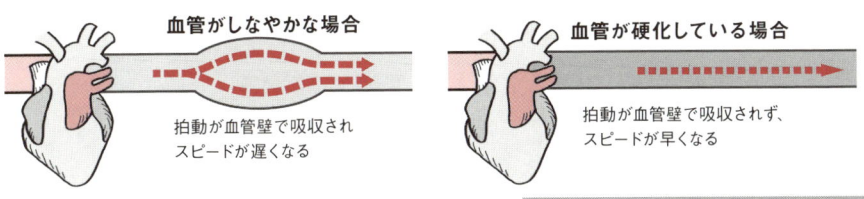

[ABI・PWV 検査装置の主なメーカー]
オムロンコーリン / フクダ電子

2.検査の機器

2-6 脳波計

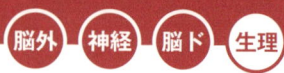

●超微弱電位で脳の活動を診断

　脳の活動より電気信号が生じる脳波については、1875年、イギリスのケイトンがサル、ウサギなどから脳に電気活動があることを報告し、1924年、ドイツの精神科医ベルガーがヒトの脳電図について論文を発表しました。1930年代、アメリカ、ドイツで相次いで脳波計が開発され、電子工学技術の発達と共に、マイクロボルト（μV）という超微弱電位をどのように増幅して記録していくかという開発競争になりました。その後真空管時代、トランジスタ時代を経て、脳波計にも半導体とコンピュータ、デジタルの波が押し寄せてきました。

　現在では、てんかんや意識障害、脳腫瘍、脳血管障害などの診察のほかに、睡眠時無呼吸症候群の診断にも使われています。検査では、国際10-20法が一般的で、21個の電極を頭部に装置し測定されます。

●あまりにも高感度であるが故の悩み

　脳波計の開発は、微弱な電位を増幅するため、電気的なノイズとの戦いが続きました。また機器使用の際、交流電源からノイズが生じるため、かつては専用のシールドルームなど、検査環境の整備も積極的に行う必要がありました。

　さらに新時代の脳波計では、被験者の動きなどと連動するビデオ映像機能も搭載しています。発作時の映像と脳波をリンクして記録する機能、ほかにも様々な機能をもった製品が発表されています。

●てんかん発作時のスパイク波検出や細かい配慮

　今日さらなる先進機能を使った脳波の解析技術も進み、てんかん発作時に見られる特殊なスパイク波の検出や、長時間検査で小児がトイレに行く間の電極装脱着の手間を避けるための入力ボックス方式など、臨床現場のニーズに合わせたきめ細かい開発が行われています。

図 2-6-1 脳波計

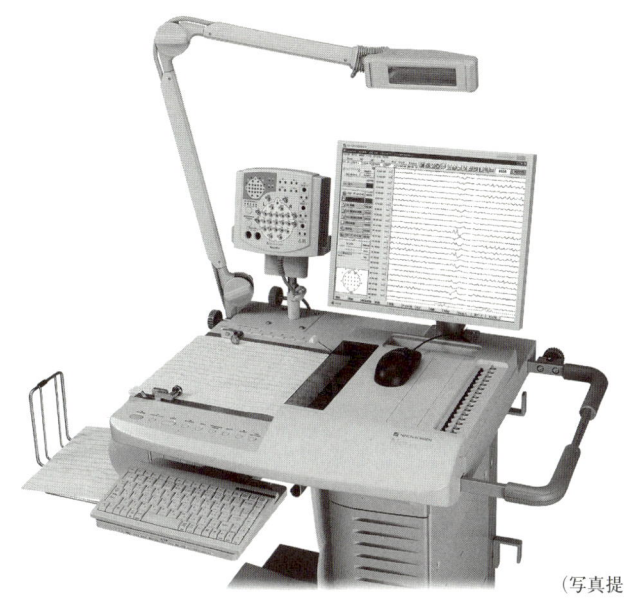

(写真提供：日本光電工業株式会社)

図 2-6-2 正常脳波

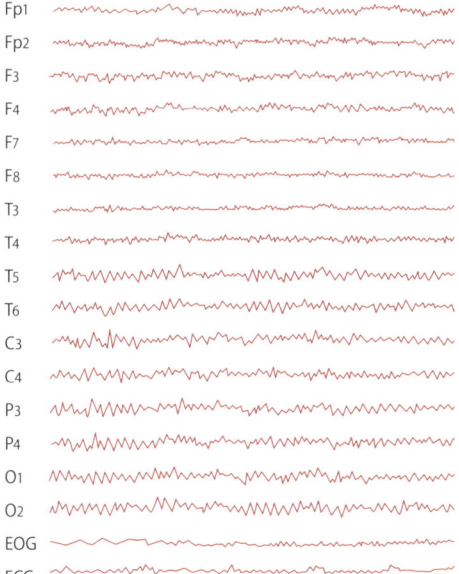

図 2-6-3 各種異常脳波

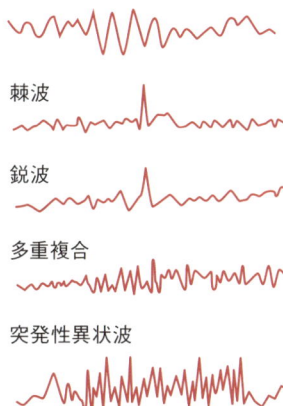

棘波

鋭波

多重複合

突発性異状波

[脳波計の主なメーカー]
日本光電 / フクダ電子 / フューテック・エレクトロニクス / ミユキ技研

2・検査の機器

33

2-7 骨密度測定装置

放射 整形 検査 生理

●骨の強さを示す骨密度を測る

骨の組織にはカルシウム、マグネシウムなどのミネラルが含まれています。これらの成分が年齢と共に不足してくると、もろくなって骨粗鬆症という病気になります。骨折しやすくなり、高齢者では治りにくいため寝たきりになってしまうケースが少なくありません。

骨密度の測定法は主にDXA法（デキサ法）、超音波法、MD法の3種類があります。測定方法により、測定対象部位も異なってきます。

- **DXA法（Dual-energy X-ray absorptiometry）**：骨密度測定の標準方法です。測定対象部位は腰椎、大腿骨、手の骨、脊椎など、ほぼ全身の骨密度を測ることが出来ますが、通常は代謝が盛んな脊椎の一部、腰椎で骨量の変化を測定します。2種類の微弱なX線を照射、スキャンし、骨と他の組織の吸収率の差により骨密度を測定します。
- **超音波法（QUS）**：主にかかとの骨で測定します。超音波の伝わる速度と減衰率で測定する方法です。足のサイズに応じて測定位置が調整出来る機能や、かかとの幅を自動的に計測してそれを元に超音波の音速を調整する機能を持った製品もあります。超音波検査なので、放射線被ばくもなく、骨密度が下がりやすい妊娠中の人でも受診出来ます。
- **MD法**：手の第2中指（甲側）の根元の骨レントゲン写真をアルミ板と同時に撮影します。レントゲン写真の影をアルミ板の陰影濃度の段階との比較で骨密度を測定します。DXAと比較して、安価で簡便ですが、感度が低いというデメリットがあります。

●骨密度70％以下が「骨粗鬆症」の疑い

検査の結果はすぐに分かり、骨密度が70％以下だと骨粗鬆症を疑うと診断されます。ただ、同年代の人との比較で良い値でも安心は出来ません。骨粗鬆症は骨密度と骨質にも関係があり、疑いがある場合は治療を勧めることが出来ます。

図 2-7-1　骨密度検査の3種類

DXA法　　　超音波法　　　MD法

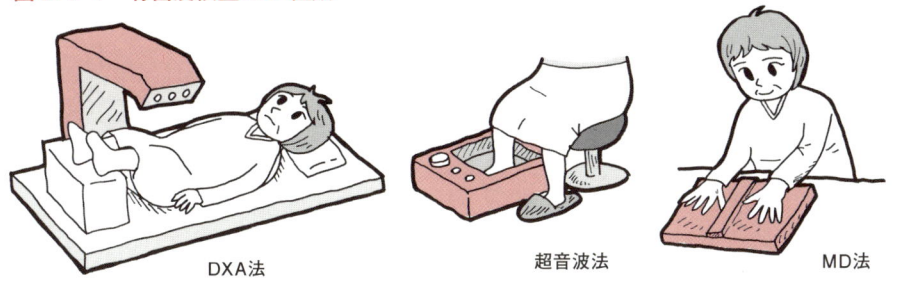

図 2-7-2　DXA法骨密度測定装置

（写真提供：日立アロカメディカル株式会社）

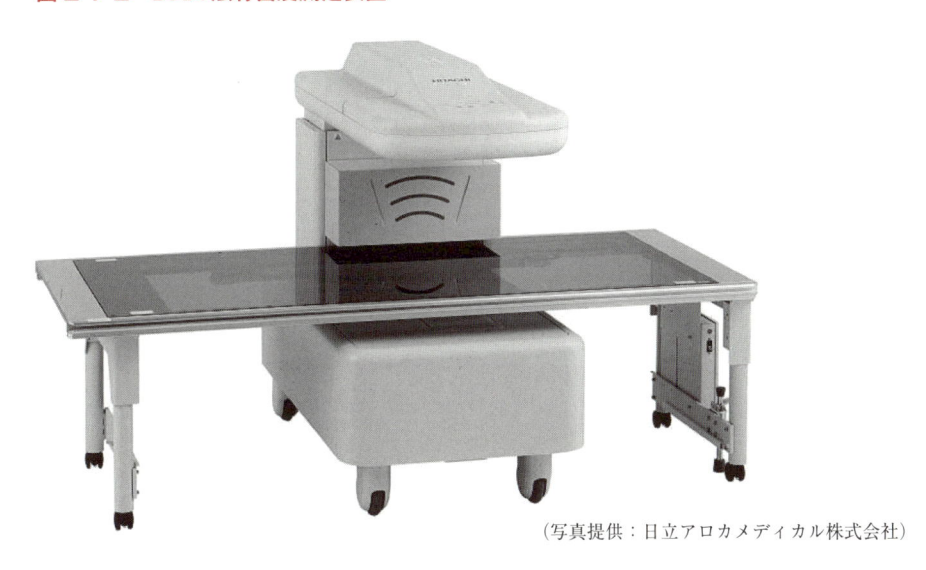

図 2-7-3　超音波法骨密度測定装置

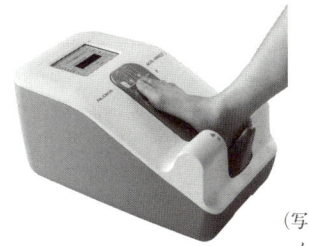

（写真提供：日立アロカメディカル株式会社）

[骨密度測定装置の主なメーカー]
伊藤超短波／キヤノンライフケアソリューションズ／東洋メディック／日立アロカメディカル／GEヘルスケア

2・検査の機器

2-8 超音波検査装置（エコー検査）

心臓　消内　外科　内科　循環　産・婦　小児　泌尿　整形　生理

●超音波を利用して見えないものを診る

　画像診断技術は、より侵襲性のないもの、より短時間で結果の出る方法へとシフトされ、超音波診断装置も改良され続けています。医療分野の各領域での診断をはじめ、術中や治療、健診などでも様々な形で使われています。

　超音波は、20KHz以上の周波数を持つ音波です。超音波には、硬いものには強く反射し、やわらかいものには減衰したり、干渉・拡散する性質をもっています。

　この装置の原理は、体表に当てたプローブという端子から生体内に超音波パルス信号を送り、内臓組織などから反射した音波を受信します。波を送ってから受けるまでの時間差でその臓器までの距離を計り、波形と強さから臓器などの質に関する情報を得ることが出来ます。

【超音波検査の特徴】
- 非侵襲的検査なので生体への影響が少ない
- 造影剤など特別な準備が不要
- 操作が比較的簡単
- リアルタイムに臓器などの動態が観察出来る
- 血流などの流体を見ることが出来る
- 患者に苦痛を与えない

●高い読影技術が必要とされる診断法

　奥さんが妊娠時の超音波検査の画像を旦那さんに見せて、「ほらここが手で、ここが頭よ」などと説明しても、素人の旦那さんにはなかなか分かりにくいものです。こうした画像診断で必要となるのは、画像を読む力、読影技術だと言われます。経験と読影技術、そして装置のもつ精度など、特にこの診断法では高いレベルが求められることは言うまでもありません。

●南極や宇宙でも活用される

　南極観測隊でもこの超音波診断装置は活躍しています。そしてNASA（アメリカ航空宇宙局）でも超音波診断が研究されています。国際宇宙ステーションにも搭載され、宇宙飛行士たちの目の検査や脳浮腫の検査などに生かされています。さらにステーションに長期滞在をしているクルーを対象に100時間以上の超音波画像診断試験も行われ、医療サポートに大きく役立っています。また、在宅診療用に携帯電話やスマートフォン大のポケット型超音波診断装置も開発されています。

図2-8-1　超音波診断装置

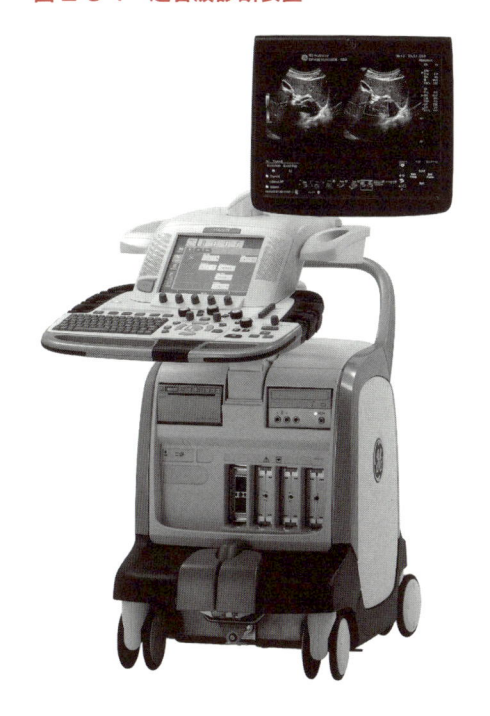

図2-8-2　ポケット型超音波診断装置

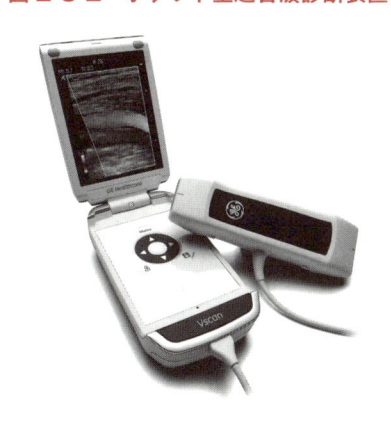

（写真提供：GEヘルスケア・ジャパン）

［超音波診断装置の主なメーカー］
シーメンス／東芝メディカルシステムズ／日立アロカメディカル／フィリップス／GEヘルスケア

2-9 簡易型睡眠評価装置（アプノモニタ）

耳鼻　呼吸　循環　生理

●日中の生活にも影響が出る睡眠時無呼吸症候群（SAS）

　睡眠時無呼吸症候群は最近注目されている疾患の一つです。自分が睡眠時間を十分にとっているつもりでも、無呼吸の状態では脳が活動しているので疲れが取れず、逆に日中の活動にも影響が出かねません。機械を操作する人や車などを運転する人は大事故の危険性があります。また症状が進むと心不全など心臓血管系の合併症を起こすケースもあります。

●睡眠時の呼吸状態の見張り役

　簡易型睡眠評価装置は、小型で手軽に睡眠時無呼吸症候群の診断が出来る装置です。口の呼吸と鼻の呼気の気流をチェックする鼻のセンサと、いびきなどの気管音をキャッチする喉のセンサ、指先や耳などに付けて酸素飽和度を測定するパルスオキシメータ（→P.138）で構成されています。

　寝る前にこの3つのセンサをそれぞれの部位につけて就寝します。メモリ機能がついていますので、夜中にトイレにいく時もつけたまま、翌朝目が覚めた時点で機械を外します。

【診断基準】

　判定方法として、「無呼吸」とは10秒以上呼吸が停止すること、「低呼吸」とは換気量が50%以上低下して10秒以上継続することと定義します。この2つを合わせた1時間当たりの指数を「無呼吸・低呼吸指数」（AHI）と呼びます。

　AHIが5以上（無呼吸が1時間に5回以上、または7時間睡眠で30回以上）で、いびきや日中の眠気など特有の症状があれば睡眠時無呼吸症候群と診断する基準もあります。

●自宅での検査が可能

　この検査は自宅で行うことも可能です。患者は医療機関で機器を借りて、自宅で1〜3日分のデータをとり、次回受診時に医療機関のパソコンにデータを移して診断を受けます。

　簡易型睡眠評価装置で睡眠時無呼吸症候群が疑われた時は、さらに1泊2日の精密検査としてポリソムノグラフィ検査という検査を受けることが望まれます。

図2-9-1　簡易型睡眠評価装置

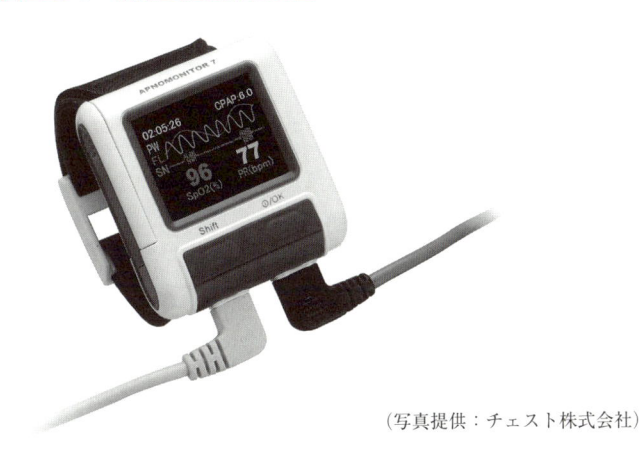

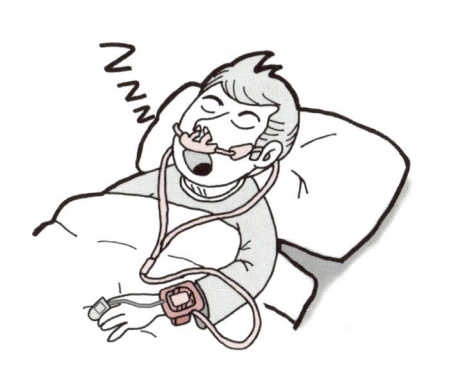

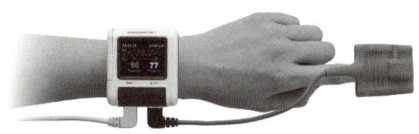

（写真提供：チェスト株式会社）

[簡易型睡眠評価装置の主なメーカー]
スズケン／チェスト／日本光電／
フィリップス／フクダ電子

2-10 呼吸機能検査装置（スパイロメータ）

呼吸 生理

●肺の機能を呼気の流量でチェック

　呼吸機能検査装置（スパイロメータ）は喫煙などで肺の機能が失われていくCOPD（慢性閉塞性肺疾患）や、気管支ぜんそくなどの呼吸器疾患の診断に使われます。本体は、流量計、マイクロコンピュータ、プリンタ、ディスプレイで構成され、それに紙もしくはプラスチック製のマウスピース、チューブなどが付属しています。

　流量計は差圧式と熱線式の2方式があり、呼気の流量を連続的に計測して数値化またはグラフ化します。いずれもマイクロコンピュータ技術の発達により瞬時に計算され、ディスプレイに表示されます。

【スパイロメータの検査項目】

- **肺活量**：胸に空気を最大量吸い、それをすべて吐き出した時、吐き出した空気量を計測します。
- **%肺活量**：年齢・性別からあらかじめ算出し、予測された肺活量に対して、実測した量を計測します。80％未満の場合は肺結核、肺線維症などが疑われます。
- **努力性肺活量**：空気を胸いっぱいに吸い、そして一気に吐き出します。その時の空気量を測ります。
- **1秒量**：努力性肺活量のはじめの1秒の空気量を測定します。
- **1秒率**：努力性肺活量に対する1秒量の比率で、70％未満のケースでは気管支ぜんそく、COPDなどが疑われます
- **残気量**：息を吐き切った後に、肺の中に残っている空気量を測定します。

●さらにきめ細かい開発の工夫

　本体の小型化はもちろん、マウスピースもさらに小型軽量にして持ちやすい形状になっています。また、呼吸のタイミングを自動音声で知らせたり、小児用に呼気を促すため、ろうそくを吹き消すようなアニメーションがモニタに出る機能もあります。今ではこのように、ユーザーフレンドリーに工夫された製品も続々と登場しています。

図2-10-1　スパイロメータ

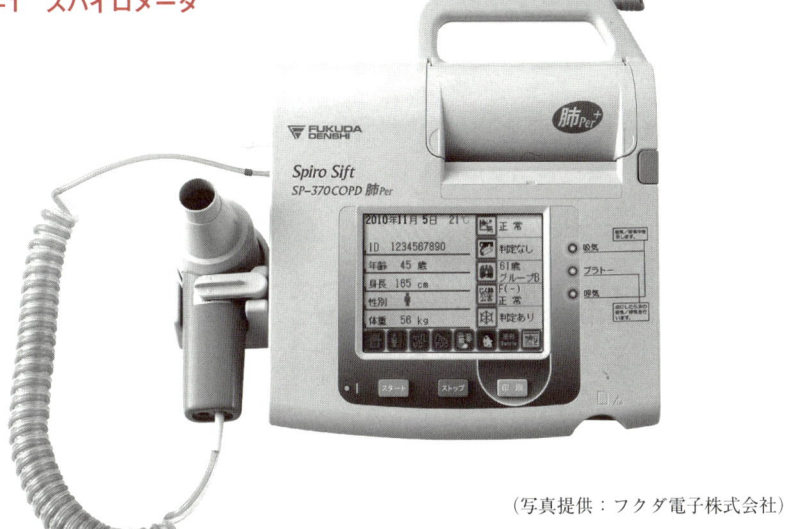

（写真提供：フクダ電子株式会社）

図2-10-2　小型のスパイロメータ

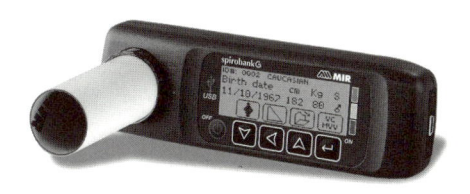

（写真提供：原田産業株式会社）

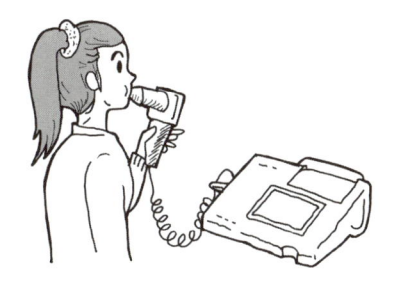

[呼吸機能検査装置の主なメーカー]
チェスト／フクダ電子／ミナト医科学

2・検査の機器

2-11 カプノメータ（呼気炭酸ガスモニタ）

呼吸 検査 手術 ER ICU CCU

●呼気を測って肺換気機能を知る

　肺を中心とした呼吸器系の役割は、全身を巡ってきた血液から二酸化炭素を取り出し、血液に酸素を加えることです。医学的にはこれを「肺の換気」と呼んでいます。この換気がうまく行われているかをチェックするのがパルスオキシメータ（→ P.138）や、カプノメータです。パルスオキシメータは、動脈血酸素飽和度（SpO_2）を指先などで測定しています。カプノメータは、吐く息の中の二酸化炭素濃度、特に終末期呼気炭酸ガス濃度（$ETCO_2$）を測定します。呼気も吐き始めと吐き終わりでは、二酸化炭素濃度は一定ではありません。息を吐き出す最後には、肺胞からの動脈血ガスを反映した気体になり、その値を $ETCO_2$ と呼び、これを基準にします。

　呼吸器系に何か障害が起きると身体はすぐに反応します。パルスオキシメータは身体の末端で測っているためやや遅れますが、カプノメータは即座に反応し障害を検知出来ます。

　カプノメータは、検査室だけでなく手術室の麻酔管理や救急などでも使用され、人工呼吸器回路の閉塞、麻酔器の設定ミスなどのトラブルを発見することにも役立っています。

●赤外線を呼気に当てて測る

　二酸化炭素は、特定の赤外線波長（約 $4.3\mu m$）のエネルギーをよく吸収するという特性があります。この特性は、酸素や窒素はもっていません。カプノメータの原理は、呼気に約 $4.3\mu m$ の赤外線を当て、その際の赤外線吸収量の程度を測定することで、二酸化炭素の濃度を連続的に波形で得ることが出来るというものです。

図 2-11-1　カプノメータ

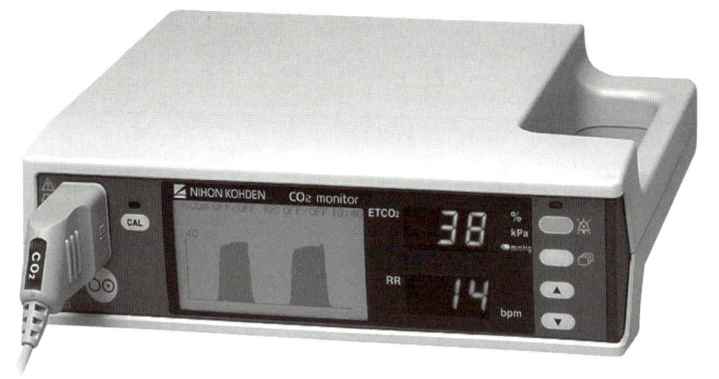

（写真提供：日本光電工業株式会社）

図 2-11-2　カプノメータの原理

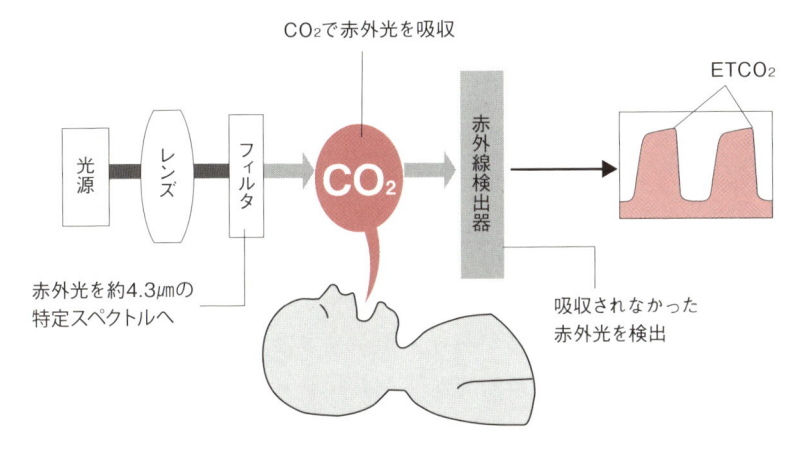

光源 → レンズ → フィルタ → CO_2（CO₂で赤外光を吸収）→ 赤外線検出器 → ETCO₂

赤外光を約4.3μmの特定スペクトルへ

吸収されなかった赤外光を検出

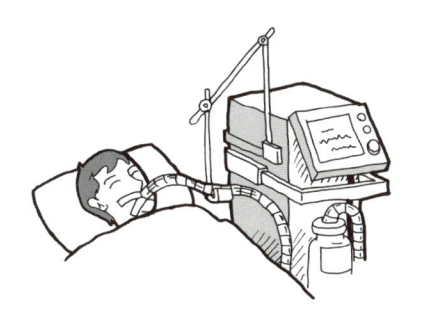

2・検査の機器

[カプノメータの主なメーカー]
日本光電／フクダ電子

43

2-12 検体検査装置

検査

●血液は体内情報を知る宝庫

　健康状態や病気の状態を客観的に数字で見ることが出来る検体検査では、血液、尿、便などの検体から、いかに情報を高い精度で、しかもスピーディにアウトプットするかが問われます。中でも血液は多くの情報をもっています。

　例えば、通常は排泄されるはずのクレアチニンが、血液の中に存在するケースでは、この生化学検査を受けると血中クレアチニン値が基準よりも高いという結果が出てきます。これを見て医師は「腎臓機能が弱っている」と診断するわけです。健康診断の結果、こうした種々の指標で体内の異常を早期に検知し、精密検査でさらに疾患をつきとめる方法が採られています。

　さらに経時的に検査することにより、加齢に伴って罹りやすい疾患や体調の傾向もわかり、特殊なマーカーを使ったチェックで腫瘍（がん）などの発見も可能になります。このような臨床検査データは、現代の医療になくてはならない情報源と言えます。

●正確で迅速な結果を得る自動化プロセス

　検体液検査装置には様々な種類がありますが、主に血清で検査を行うので、採血された血液は、まず遠心分離器で血清や血餅などに分離します。そして血清に特定の試薬を加えて撹拌し、光度計などを使って色の変化や化学反応をみます。またブドウ糖、コレステロール、中性脂肪、酵素など検査項目に準じてそれぞれの量を測定します。また、血清は免疫自動分析機にかけられ、病気の進行状況などが判断されます。現在、これらのプロセスはほぼ自動化されており、従来に比べ作業効率は格段に向上しています。

●コンパクト型の血液分析装置も登場

　検体検査のプロセスは複雑で、自動化することにより装置は増々大きくなってきています。特に大学病院の検査室や検査センターで活用されている検体

検査装置の場合は、結果を得るまでにどうしても時間がかかります。

　しかし私たちは日常、インフルエンザなのか普通の風邪なのかなど、検査の結果を診察の現場で求めています。かかりつけのクリニックにもこうした血液分析の機械があればさらに便利です。そこでクリニックでも使えるような小型の血液分析装置も開発されています。

　検体検査装置にはほかに、血清以外の沈殿部分を調べ、血球数やヘモグロビン量、血小板数などを検査して血液自体の病気を調べる装置や、血液の免疫を分析する装置などもあります。

図 2-12-1　検体検査装置

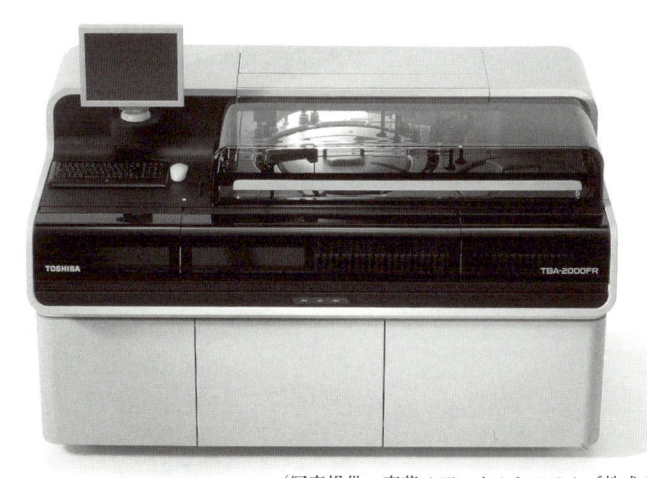

（写真提供：東芝メディカルシステムズ株式会社）

図 2-12-2　コンパクト型血液分析装置

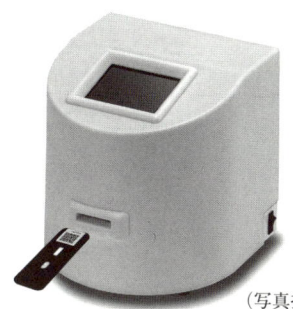

（写真提供：ウシオ電機株式会社）

[検体検査装置の主なメーカー]
ウシオ電機／シーメンス／
シスメックス／東芝メディカル
システムズ／古野電機

2・検査の機器

2-13 動脈血ガス分析装置

呼吸　検査　手術　ER　ICU　CCU　NICU

●血液中のガス濃度を調べて肺の機能を知る

　私たちの身体はバランスの上に成り立っています。呼吸により酸素をとり入れ、筋肉などで酸素を消費して二酸化炭素に変えて排出します。肺炎や胸膜炎が起こると、血液中の酸素や炭酸ガスなどの濃度が適正でなくなる恐れがあります。血液中の酸素、二酸化炭素を調べて、肺や心臓の働きを診る血液生化学検査の一種として、動脈血ガス分析検査があります。さらに血液のpHを調べることにより、酸アルカリバランスの状態を知ることも出来ます。動脈血液ガス分析で異常値が長く続くと、重い疾患を発症することもあるので、早期に治療を受けることが必要です。

●採血から分析装置に入れるまでをより早く

　血液は空気に触れることで変質します。この検査では採血から分析装置に入れるまでの時間を10分以内としています。そのため、大きな病院ではこの分析装置を院内の各所に配置しています。また検査室において採血〜分析を行い、その結果を院内のイントラネットなどで各科へ配信している医療機関もあります。

●工程は全自動で結果はモニタへ

　動脈血液ガス分析装置は肺、内臓などの機能、状態の確認、手術中の呼吸管理にも用いられます。現在の分析装置の主流は、試料の導入、測定、結果の出力、洗浄までを自動的に行う全自動型で、24時間測定出来るように進化しています。試料の前処理や分離などは不要です。試料を装置にセットするだけで、10分ほどで結果がモニタに表示され、プリントアウト出来る機種もあります。動脈血ガス分析装置は測定部、試料導入部、校正液導入部及び洗浄回路より構成されます。採血された血液は、温度の変化による濃度変化が生じるので、測定部はすべて37±0.1℃の恒温槽内にあり、厳密な温度

管理が常に行われています。

近年、さらに小型化した携帯電話サイズの分析装置も開発されており、病室のベッドサイドでの採血〜分析も可能になりました。

図 2-13-1　動脈血ガス分析装置

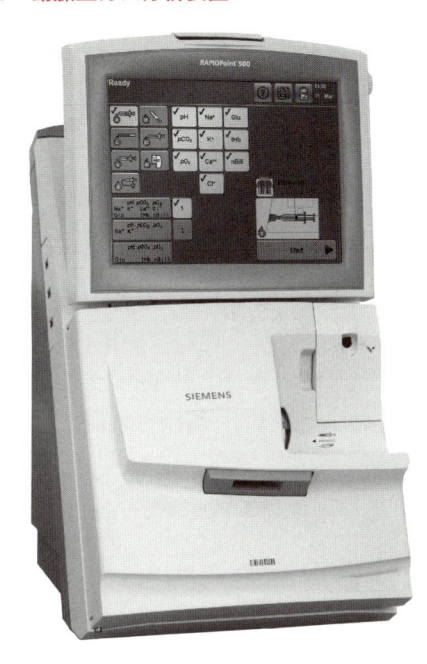

(写真提供：シーメンス・ヘルスケア
ダイアグノスティクス株式会社)

【動脈血ガスの基準値】

- **pH**（水素イオン濃度）：7.35 〜 7.45（7.35 以下は酸血症、7.45 以上はアルカリ血症）
- **PaO$_2$**（酸素分圧）：80 〜 100mm Hg（60 以下は呼吸不全が疑われる）
- **PaCO$_2$**（二酸化炭素分圧）：35 〜 45mm Hg（45 以上は呼吸不全が疑われる）
- **SaO$_2$**（動脈血酸素飽和度）：95% 以上

［動脈血ガス分析装置の主なメーカー］
アークレイ / シーメンス・ヘルスケア /
シスメックス / テクノメディカ / ラジオメーター

2-14 X線(一般)撮影装置

放射 放射 検査

●レントゲン教授は第1回ノーベル物理学賞！

「ではレントゲンを撮ってきてください」医師からよく言われる言葉ですが、実はレントゲンはX線の発見者の名をとって名付けられました。レントゲン博士はX線の発見により、1901年に第1回ノーベル賞物理学賞を受賞しています。

レントゲン撮影とは放射線の一種であるX線を使い、肺や骨などの撮影をする検査法で、CTやMRIなどと区別するため、「X線一般撮影」と呼んでいます。また、検査臨床の現場では造影剤を使わない撮影を「単純撮影」と言い、造影撮影（→P.62）と区別しています。さらにフィルムを使った撮影は「SC」と言い、コンピュータX線撮影は「CR」を呼んで区別しています。X線撮影は検査を簡便に行い、スピーディに画像を提供することが出来るため、使用される頻度が最も高い画像検査法です。ただし、勝手に撮影部位を増やすことは法律違反となります。

●シンプルでわかりやすい画像情報

X線の透過度は、密度の高い組織は低く、気体のような密度の低いものは高いという特性があるので、写真上では骨の部分は濃い白に、筋肉はやや濃い白で、脂肪はやや薄いグレーで、肺の中などは気体なので黒く写ります。例えば、肺の中の肺胞と呼ばれる小さな袋の辺りに腫瘍などが出来ると、画像には周囲と濃度が違うので、白っぽい影が現われます。X線検査では白黒の濃淡で診断をしなければならないので、ここでも画像を読み取る読影技術が重要なポイントになります。

【単純X線撮影で診る各部位の検査】

- **胸部**：肺や心臓の病変の有無を観察したり、疾患を診断したりする目的として行われます。肺部を対象にする場合は、技師の指示でしっかりと息を吸って止めないと肺がぶれて写ってしまいます。心臓は筋肉で覆われていますので、やや白く写ります。心臓の肥大や拡大などもX線撮影で分かります。
- **腹部**：主に肝臓と腎臓を診るために撮影を実施します。そのほか、腸管内のガスや尿路系の異常、腰椎や骨盤の変形なども発見出来ます。腹部撮影時は息を吐き出して止めて撮影します。
- **骨格系**：整形外科では術前術後の確認や、骨折など、外傷の確認にもX線単純撮影は欠かせない診断法となっています。骨や関節の撮影が中心ですが、頭、鼻、耳などの撮影も行われます。外傷による骨折、脱臼、変形を知るために、多方向から撮影することが必要です。

図2-14-1　X線撮影装置の仕組み（フィルムの場合）

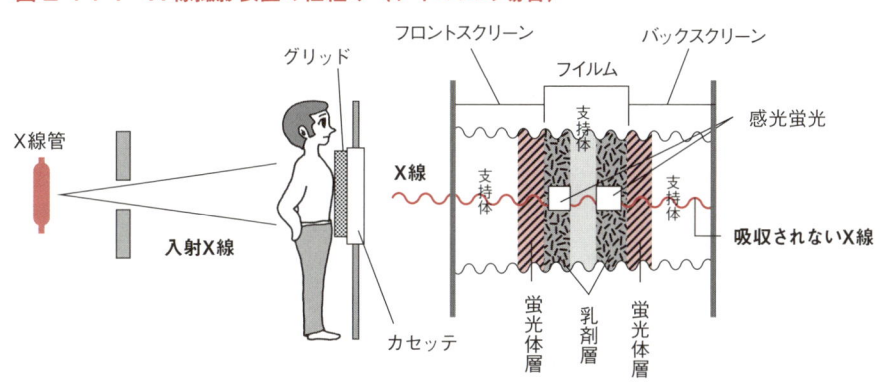

[X線(一般)撮影装置の主なメーカー]
シーメンス／島津製作所／東芝メディカルシステムズ／日立メディコ／GEヘルスケアジャパン

2-15 マンモグラフィ

産・婦 腫瘍

●乳がんで年間1万人余が死亡

　世界的に見ると、乳がんは女性に最も多いがんで、がんによる死亡の第1位となっており、わが国でも国立がん研究センターの調査によると、年間1万人余が乳がんで死亡しています。

　マンモグラフィは、X線による乳がんの検査機器です。乳がんの早期発見には、この健診が最も有用です。厚生労働省では40歳を過ぎたら1年に1回のマンモグラフィ検査を受けるように推奨していますが、二の足を踏んでいる女性も少なくありません。「検診受診率を向上させたい、早期発見の大切さを伝えたい」という願いから、世界中で「ピンクリボン運動」が展開されています。

●乳房撮影の2つの課題

　技術的には、乳房内にある乳腺組織、脂肪組織、乳腺、間質組織、腫瘤（腫瘍の塊り）の細かい石灰化などをいかに明瞭に写しだすかという点と、そのために立体的な乳房に対してどのように平均的にX線を当てて写真を撮るかという点が課題です。装置は極力弱いX線照射でコントラストのより高い映像を得るため、線源にはモリブデン、窓にはベリリウムを使用したマンモグラフィ専用のX線管が用いられることが多く、またフィルターなども各種の工夫がなされています。撮影時2枚の圧迫板で乳房を強く挟みこむのは、乳腺の重なりを出来るだけなくすこと、画像のコントラストを平均的にすること、被曝をより少なくすることなどを目的としています。

●撮影は4枚、左右対称で読影

　撮影は左右の乳房で各2方向から計4枚撮影され、読影には左右の乳房を対称的に置いて行われます。また、診断には画像の正しい読み取りが必要なので、読影のスキルが要求されます。

マンモグラフィ検査で乳がんなどが疑われた場合は、超音波検査（→P.36）、細胞診や乳腺内視鏡検査のようなより精密な検査が行われます。

**図 2-15-1
マンモグラフィ**

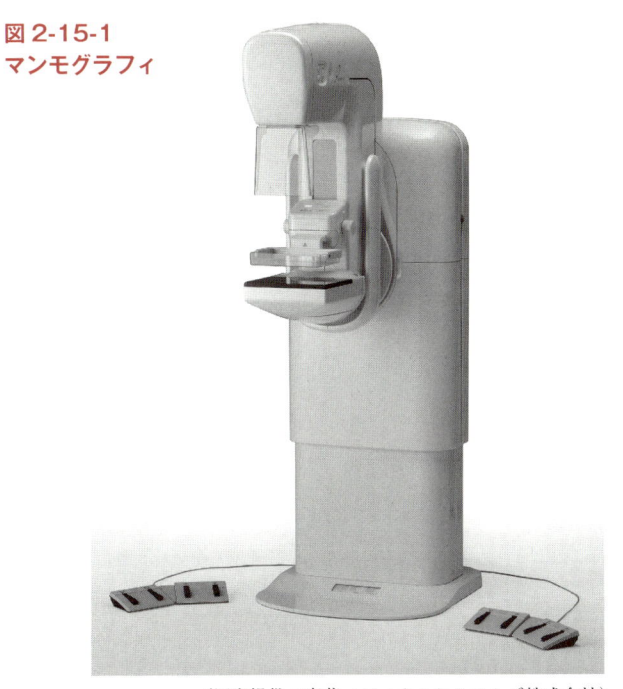

（写真提供：東芝メディカルシステムズ株式会社）

図 2-15-2　2つの撮影方向

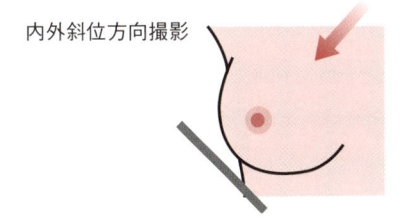

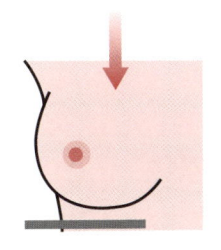

内外斜位方向撮影

頭方向撮影

[マンモグラフィの主なメーカー]
シーメンス / 東芝メディカルシステムズ /
日立メディコ / 富士フィルムメディカル /
GE ヘルスケア

2・検査の機器

2-16 CT（コンピュータ断層撮影装置）

放射 放射

●放射線を使って人体のスライス画像を得る

　X線を使って人体内部の様子を見てきた人類はやがて、X線発生装置側と検出器をリング状にして回し、その中に人体を通してスキャニングする方法を思いつきます。1972年、英国人ハウンズフィールドによって商業的な意味でのCT第1号が発表され、世界の注目を浴びました。

　CT検査は、X線撮影と同様に造影剤を使わない単純CT撮影と、造影剤を使ったCT撮影に分類されます。CT装置の基本原理は、X線管から発生したX線が患者を様々な方向から通過したX線は発生装置の反対側にある検出器によって測定され、得られたデータはコンピュータで画像再構成処理して、身体の断層構造を診ることが可能になるというものです。CTは従来のX線撮影よりも格段に診断精度が上がり、治療効果の評価などでも大きな力を発揮しています。

　CTが発明された当初、検出器は1列でしたが、2000年頃、CTの検出器が多列化になり、飛躍的に速く、より鮮明な画質を得ることが可能となりました。複数の検出器を用いるMDCT（マルチスライスCT）は頭部から大腿骨までの撮影がわずか25秒で、被験者にとって負担の少ないものになっています。

図 2-16-1
CT装置の仕組み

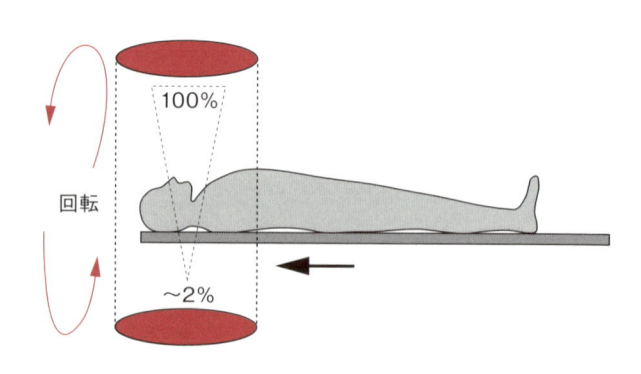

図 2-16-2　CT 装置

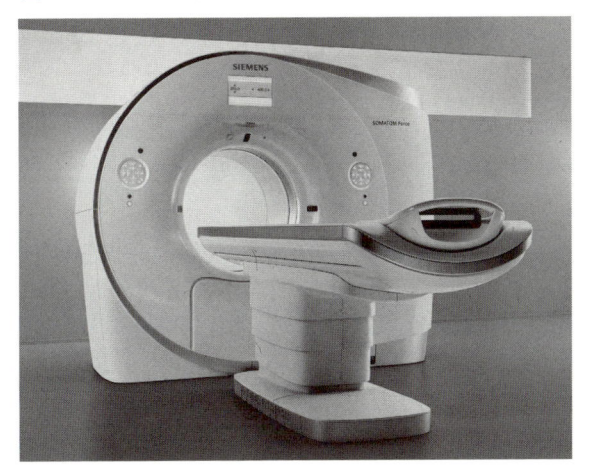

(写真提供：シーメンス・ジャパン株式会社)

●日々進化を遂げる CT の技術

　従来の CT 撮影法では、少しずつ人体を動かしてその周りを線源が回って撮影するという方法で、得られる画像は単純な輪切りの状態でしたが、線源を連続にらせん状に動かす撮影することが出来るようになりヘリカル CT、スパイラル CT と呼ばれ活用されています。さらに、画像処理技術も飛躍的に進化し、3Dカラーの鮮明な画像がモニターに映し出されるようになり、人体内部の様子がまさに手に取るように分かります。

図 2-16-3　従来の CT とらせん CT

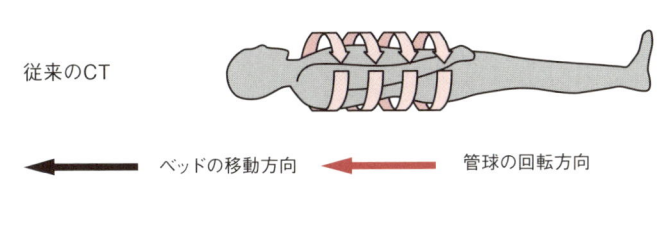

従来のCT

←　ベッドの移動方向　←　管球の回転方向

らせん（ヘリカル）CT
患者の周囲をX線管球が
らせん状に回転する

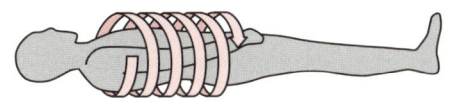

[CTの主なメーカー]
シーメンス / 東芝メディカルシステムズ / 日立メディコ / フィリップス / GE ヘルスケア

2・検査の機器

2-17 MRI(核磁気共鳴画像装置)

脳外　循環　整形　腫瘍　神経　脳ド　放射

●磁気で身体の断面を見る

　医用画像診断装置のX線撮影装置とCT診断装置は放射線を使用していますが、X線に代わる方法として、全く新しい視点で開発され、幅広い領域で使用されているのがMRI（Magnetic Resonance Imaging）です。その原理は、人体組織に強力な磁気（電磁波）を当てることによって人体にある水素原子核をスピン運動させ、その信号を捉えて周波数化し、さらに画像に変換してモニタに映すというものです。まさに電磁気と高機能コンピュータ処理技術とのコラボレーションにより、経時的な変化まで捉えた画像撮影による診断が可能になりました。

　MRIの画像はCTで得る画像と比べて濃淡のある画像が得られるため、内臓の組織の違いを見分けることが出来、診断が容易な点が特長です。また、骨による吸収がないので、頭蓋骨や脊髄などの骨に囲まれている部位や、骨の近くの部位（骨軟部）なども見ることが出来ます。

　トンネル型MRIでは、強力な磁界を作るために、大きな電磁石が必要で、その磁場トンネル（ガントリー）の中に人体を入れて断面画像の撮像を行います。電磁石のコイルが回転するため大きな音が発生します。そのため閉所に恐怖を感じる人や大きな音が苦手な人、特に高齢者、幼児などは診断が困難でしたが、最近では音が大幅に改善され、開放されたデザインで検査することが出来るオープン型MRIも登場しています。

　さらに、画像処理技術の向上で、カラー画像や3Dシミュレート画像などを作ることで診断精度は向上しています。また、超伝導磁石を利用したMRIや、四肢を撮影する病棟用の小型MRI、手術中に撮影出来る手術室用MRIなど、臨床の現場に合わせた製品開発も進んでいます。

【撮影部位と発見出来る疾患】

- 頭部：脳腫瘍、脳梗塞、脳動脈瘤、脳出血、血管狭窄、アルツハイマー病

- 腹部：血管腫、のう胞、腫瘍、前立腺腫大、子宮の疾患など
- 四肢：関節（腱、靭帯、半月板など）、腫瘍組織（骨周辺軟部組織など）

●さらに高感度な装置で高精細な画像を求めて

　通常、撮影された画像は濃淡のある白黒画像ですが、カラーの精細画像を得ることも出来ます。人体の単純な断面スライス画像をはじめ、らせん状に切った画像や3D画像で脳の毛細血管の狭窄などを診断することも可能です。

【注意】磁気に反応する金属類などは持込み禁止

　MRI検査には金属を含んでいるもの、磁気を帯びているものは撮影に影響しますので持ち込めません。さらに湿布用のテープ類も電流が流れる恐れがあり、剥がしておくほうが良いでしょう。

　心臓ペースメーカー（MRI対応製品もある）・イヤリング、指輪などのアクセサリー・眼鏡・入れ歯・人工関節や骨折治療の金属部品・キャッシュカードや銀行通帳・マスカラ、アイシャドウなどの化粧品類・コンタクトレンズ（カラーのものやファッション性の高いもの）・刺青

図2-17-1　MRI

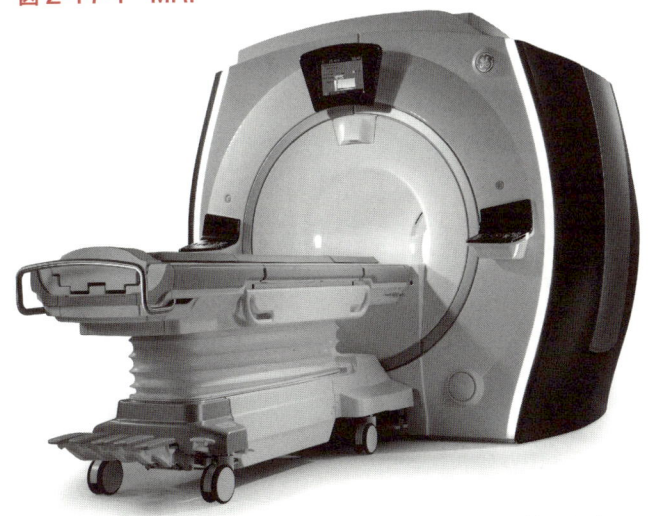

（写真提供：GEヘルスケア・ジャパン）

[MRIの主なメーカー]
シーメンス／東芝メディカルシステムズ／日立メディコ／フィリップス／GEヘルスケア

2-18 PET（陽電子放射断層撮影装置）

放射　腫瘍

●がん細胞の特徴を利用して小さながんも発見

　PET（Positron Emission Tomography＝陽電子放射断層法）検査とは、陽電子を放出する放射性同位素で標識した薬剤を投与し、その体内の分布をカメラで撮影して診断する検査法です。がん細胞は、正常な細胞と比べて3~8倍のブドウ糖を取り込むという性質があります。その性質を利用し、ブドウ糖に似た検査剤を用いて、より正確にがん細胞の位置を特定することが出来ます。

　がん検査では、CTやMRIがいわば外からの観察法とすれば、PETは身体の中から、悪性腫瘍であるがん細胞に特化して発見することが出来る優れた検査法と言えます。がんの発見以外に脳や心臓の検査でも活用されています。

　PETが得意にしているのは甲状腺がんや大腸がんで、約1センチの大きさになれば発見出来ると言われています。がんの全身性転移の確認でも十分に威力を発揮します。一方、胃がんに対してはPET検査だけでは発見・判定が困難です。従って、ほかの検査方法を併用して見つけ出す必要があります。

図2-18-1　胃部PET診断

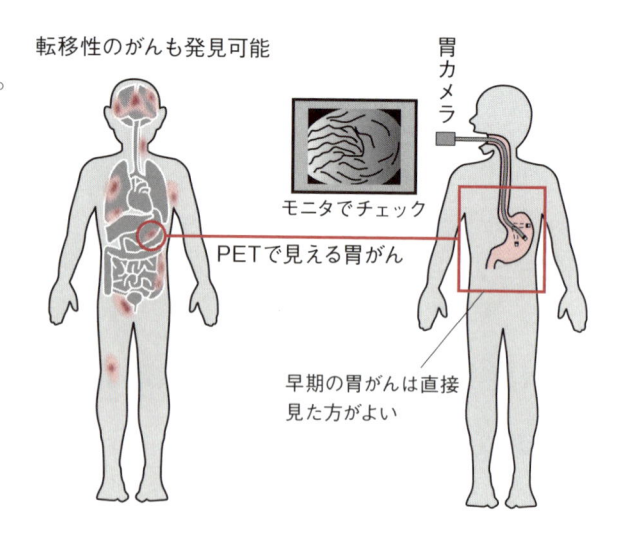

転移性のがんも発見可能
モニタでチェック
PETで見える胃がん
胃カメラ
早期の胃がんは直接見た方がよい

図 2-18-2　X 線・CT・PET 診断の比較

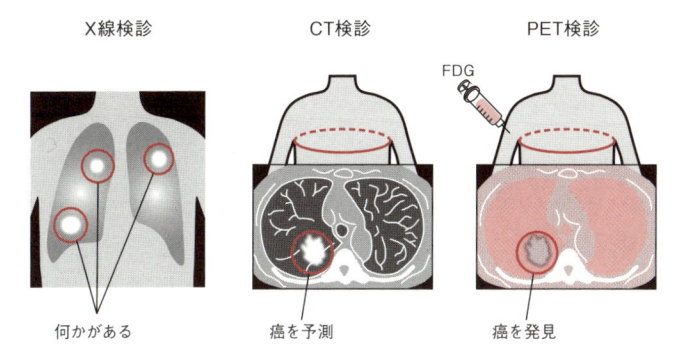

X線検診　　　　　CT検診　　　　　PET検診

何かがある　　　　癌を予測　　　　　癌を発見

● FDG を注射して 30 分間横になるだけ

　検査の流れは FDG というブドウ糖に似た検査剤を注射し、それがくまなく全身の細胞内に取り込まれるように、楽な姿勢で休息します。そして 1 時間後に尿中の FDG を排泄します。その後 PET 装置で 30 分ほどかけて全身を撮影していきます。

　PET 検査では、血糖値が高いと画質に影響を与えることがあるので、検査前の 4 時間は絶食に糖分の摂取などを控えなければなりません。ただし、水分をたくさん取ることが必要です。検査終了当日は、放射線量が下がるまで少し時間がかかるので、乳幼児や妊婦との接触は控えます。

　PET と CT を組み合わせてより精度が高い画像を得る PET・CT という検査法もあります。細胞の機能を捉える PET と形態をより微細に捉える CT のコラボレーションで、さらに信頼性の高い検査と言えます。

【PET の有用性】

- **脳**：脳腫瘍の良性／悪性診断、難治性てんかんの診断
- **心臓**：虚血性心疾患の診断
- **がん**：早期発見、良性／悪性判断、抗がん剤などの治療効果判定、再発転移の確認
- 悪性リンパ腫の診断評価

[PET の主なメーカー]
シーメンス／島津製作所／東芝メディカルシステムズ／フィリップス／GE ヘルスケア

2-19 消化管内視鏡

消外 消内 腫瘍 内視

●増加する胃がん、大腸がんを早期発見

　胃を検査する場合、健康診断でまずバリウム検査を行い、異常が発見されると次は内視鏡を使った精密検査が行われます。この消化管内視鏡は、増加する胃がんや大腸がんの早期発見に大きく貢献しています。

　消化管内視鏡は、昔から「胃カメラ」と呼ばれているものです。以前には、光ファイバーを用いた軟性内視鏡が使われていました。近年日本では超小型テレビカメラ（CCD）を取付けた電子内視鏡が主流となっています。また、通常内視鏡は口から挿入されますが、最近では患者に負担の軽い経鼻内視鏡も多く使われています。

●撮影、観察、生検、小手術にも使う

　内視鏡は、高感度カメラを搭載した先端部と操作を行うコントロール部で構成され、食道や胃の内部、十二指腸の内壁などを撮影することが出来、ビデオ記録装置を通して映像として記録されます。また、食道がんなどの観察には内視鏡を通して染色液で組織への染色が施されたり、NBI（Narrow Band Imaging）という狭帯域化された青と緑の特殊な2波長光を当て、微細な部分を可視性の良い画像としてモニタに表示することが出来ます。さらに、内視鏡は検査だけではなく、組織を切り取ってくる生検や、小さなポリープなどを、摘まみ取ったり、高周波電流で焼切ったりする小手術も可能です。

●上部消化管と下部消化管の検査

　医学的には、食道、胃、十二指腸を上部消化管と呼び、大腸を下部消化管と呼びます。上部消化管内視鏡の検査は、口もしくは鼻から内視鏡を挿入し、食道を経て胃、十二指腸までを観察することが出来ます。下消化管内視鏡の検査は、肛門から内視鏡を挿入し、直腸から結腸、そして小腸の一部まで進めることが出来ます。

図 2-19-1　内視鏡

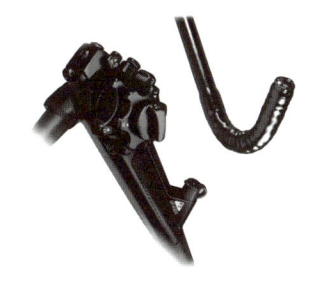

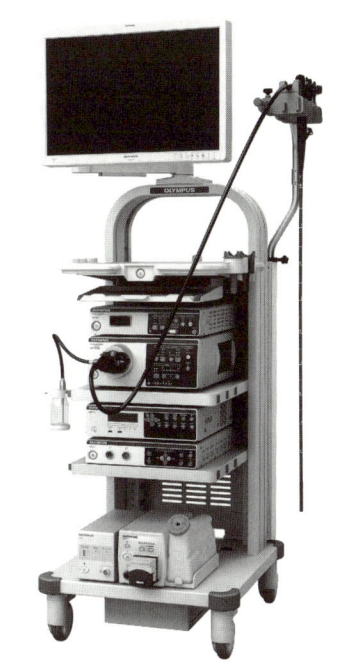

(写真提供：オリンパスメディカルシステムズ株式会社)

●カプセル内視鏡の出現で、小腸もクリア

　チューブのような構造で消化管内を見る内視鏡にも新時代が来ました。それが飲みこむタイプのカプセル型内視鏡です。患者の体の外にアンテナユニットと受信装置をつけ、カメラ内蔵のカプセルを飲むと、小腸を通過するカプセルは撮影した画像を体外の受診装置に送信します。撮影を終えたカプセルは自然に排出されますので、患者は排便時にカプセルが排泄されたことを確認する必要があります。

図 2-19-2　小腸用カプセル内視鏡

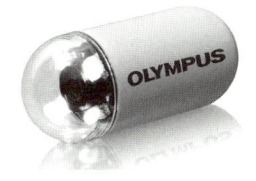

[消化管内視鏡の主なメーカー]
アールエフ／オリンパス／富士フイルムメディカル／町田製作所／HOYA

(写真提供：オリンパスメディカルシステムズ株式会社)

2-20 咽頭内視鏡

耳鼻　腫瘍　内視

●鼻から挿入される咽頭内視鏡

　近年、喫煙や飲酒などの影響を受けて咽頭部や喉頭部のがんが増加しています。咽頭、喉頭は、耳鼻咽喉科という名称でしか知られていませんが、図2-20-2のように咽頭部は鼻と口の奥にあり、上咽頭、中咽頭、下咽頭に分けられ3つを総称して咽頭部と呼びます。

　この部位を観察するのが咽頭内視鏡です。咽頭内視鏡は消化器内視鏡と異なり、通常鼻から挿入される経鼻内視鏡です。狭い箇所を通すため、咽頭内視鏡の太さは挿入しやすいように消化管内視鏡よりも細く作られています。また咽頭内視鏡は消化管内視鏡同様、診察用の機器として使用されるだけでなく、種々の鉗子などを装着することでポリープを取るなどの簡単な処置も可能です。

●咽頭反射が強い人のために

　咽頭では咽頭内視鏡のような異物が侵入してくると「オエッ」と戻したくなる「咽頭反射」という反応があります。これはいわば異物排除のための自然な生体反応ですが個人差もあり、反応の強い人には検査前に咽頭への麻酔や鎮静剤投与などの処置がとられることがあります。

　また患者にとって、内視鏡を挿入する前に鼻孔にスプレーや薬剤で麻酔をすることや、内視鏡そのものにも潤滑剤を塗布することなどで通常、鼻から入れる痛みの心配はほとんどありません。

●嚥下の機能検査も内視鏡で

　食物を飲みこむことを嚥下と呼びますが、咽頭部の持つこの機能を咽頭内視鏡で検査をすることがあります。高齢化が進み、嚥下機能の不全から肺炎を引き起こすケースも少なくなく、咽頭内視鏡を使ったこの嚥下機能検査も臨床で効果を上げています。

図 2-20-1　咽頭（経鼻）内視鏡

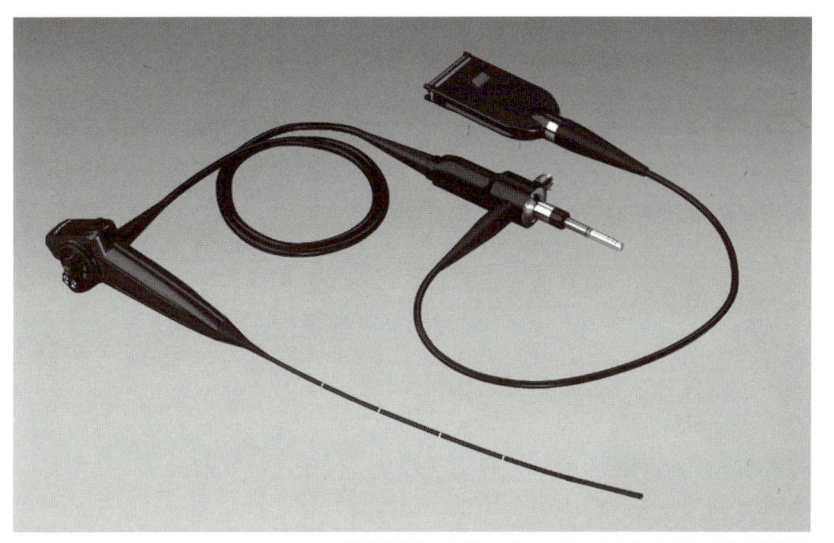

（写真提供：オリンパスメディカルシステムズ株式会社）

図 2-20-2　咽頭内視鏡で観察する範囲

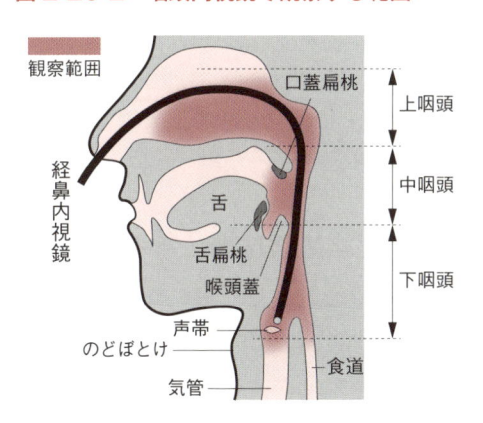

観察範囲
経鼻内視鏡
口蓋扁桃
舌
舌扁桃
喉頭蓋
声帯
のどぼとけ
気管
食道
上咽頭
中咽頭
下咽頭

2・検査の機器

[咽頭内視鏡の主なメーカー]
オリンパス / 富士フイルムメディカル / 町田製作所 / HOYA

61

2-21 血管造影システム（アンギオ）

脳外　心臓　循環　放射　脳ド

●カテーテル挿入法と造影技術の結晶

血管造影システムは、通常のX線を使ったレントゲン撮影やCT、MRIにも活用される血管造影法と画像処理技術を組み合わせた方法のことで、アンギオとも呼ばれています。1920年代後半には早くも脳血管を造影する方法が開発され、大動脈の造影法なども徐々に確立されました。

この方法ではほぼ全身の血管撮影が可能ですが、主に用いられている部位は、頭部血管、心臓周囲の血管、腹部血管などです。一般的には、手や足の血管からカテーテルを入れ、目的の部分の血管に達したところでカテーテルから造影剤を入れて撮影する方法が多く用いられています。

- **頭部**：クモ膜下出血の原因となる動脈瘤や異常血管の検出、脳梗塞を起こしている閉塞や狭窄の状況の検出
- **心臓**：主に心臓を取り巻く冠動脈の観察で、閉塞や狭窄などの発見
- **腹部**：肝臓や腎臓、胆嚢などの血管の状態や、血管の異常の検出、無症状でがんの王様と言われる膵がんの発見

●3D画像や動画にすることも可能な画像処理技術

血管造影検査では、まずカテーテルという直径数ミリの細い管を大腿部や手首の動脈から挿入し、目的の臓器にまで到達させます。その後、X線を通さずに造影剤を注入してX線撮影を行います。造影前の状態と、造影撮影後の状態をコンピュータ画像処理技術で再現させると、血管のみ抽出され、微細な脳動脈瘤や、冠状動脈血栓の状況をモニタで確認することが出来ます。X線を2方向から照射、撮影し、合成して3D画像を得ることも出来ます。また、1秒間に30コマ以上の高速動画撮影も可能になりました。

この技術は検査だけでなく、治療の分野でも多くの領域で使われています。

●造影剤についての注意

　造影剤を注入すると少し熱感が発生しますが、そのうちに収まります。造影剤はヨードが使われることが多いので、喘息やアレルギーのある人、腎機能の悪い人は事前に医師に伝えることが必要です。

図 2-21-1　血管造影検査装置

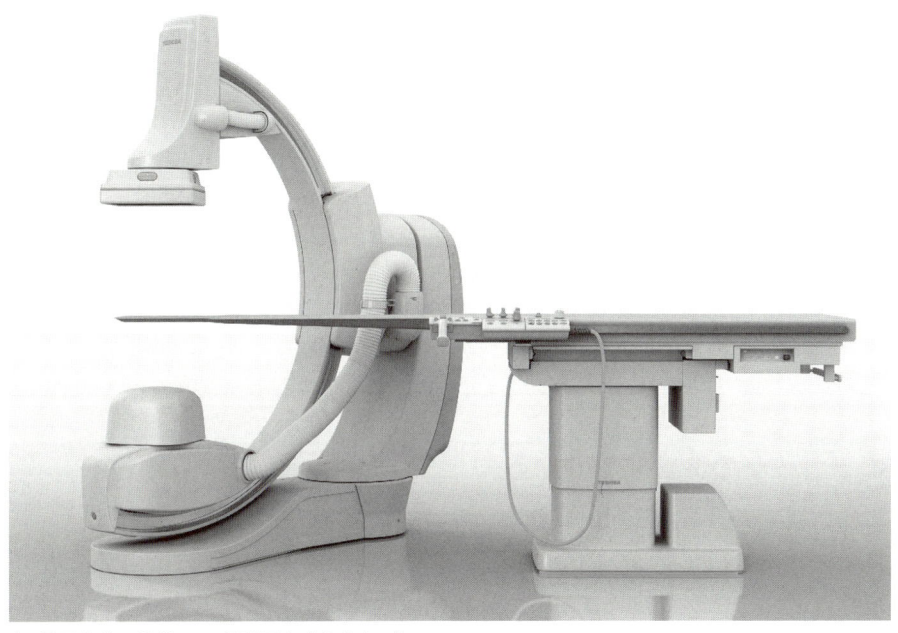

（※装置自体は通常のX線装置と変わらない）

（写真提供：東芝メディカルシステムズ株式会社）

> [血管造影システムの主なメーカー]
> シーメンス／島津製作所／東芝メディカルシステムズ／フィリップス／GEヘルスケア

2・検査の機器

2-22 超音波血管内映像装置（IVUS）

心臓　循環

●血管の状況を中から見たい

　超音波血管内映像装置（IVUS）は、超音波送受信プローブを搭載した、直径1mmほどの細いカテーテルを血管内に入れ、血管の中の状態を観察しようという装置です。従来の血管造影剤を入れて血管を外から撮像するアンギオ方式（→P.62）に比べ、より優れた情報収集能力があります。

　カテーテルから送られてくる血管断面の画像は、血管内のプラーク（コレステロールなどの塊）の長さと大きさ、また血管の太さ、狭窄部の状態などがリアルタイムでモニタに表示されます。IVUSを使うことで、術前診断はもちろん、PCI（経皮的冠動脈形成術→P.126）後の経過観察などにも威力を発揮します。

　さらに、詳細な動脈硬化の進展状況をカラーで表示する機能も備え、患者へのインフォームド・コンセントを行う時にも有用な装置です。

●プラークの性状まで分かる

　超音波プローブから発射された信号は、血管の内壁に蓄積したプラークで反射され、再びプローブ内の受波部に入ります。プローブが回転することで血管の断面映像が得られます。さらに内壁から反射した信号を解析することにより、破綻して血栓を形成する危険性のあるプラークであるかどうかについても診断がつきます。このように、単にプラークの形状だけでなく性状も観察出来るのがこの装置の大きなメリットと言えます。

　さらに、この装置から得た情報と、造影剤を使ったX線情報（アンギオ→P.62情報）をマッチングさせ、どの血管のどの部分なのかを明らかにする「血管マップ」の作成システムも開発されています。

図 2-22-1　IVUS 装置

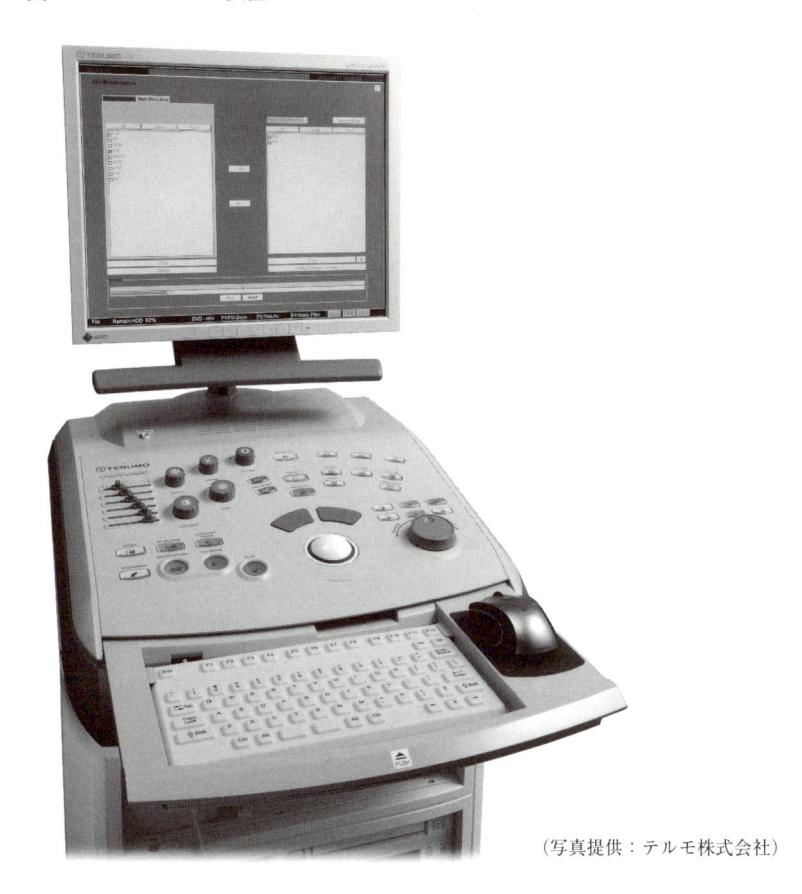

(写真提供：テルモ株式会社)

図 2-22-2　血管内超音波のしくみ

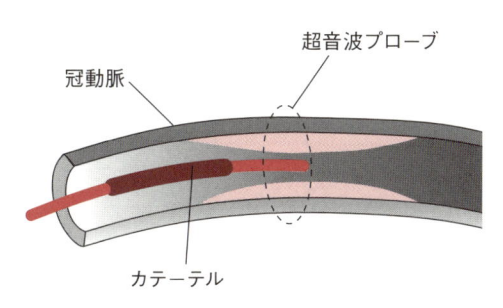

冠動脈
超音波プローブ
カテーテル

[超音波血管内映像装置の主な
メーカー]
テルモ / ボストン サイエンティ
フィック ジャパン / ボルケーノ・
ジャパン

2・検査の機器

65

2-23 聴力検査機

耳鼻 検査

●聴力には気導と骨導の2種類

　健康診断で行われる聴力検査に使う機器は、オージオメータと呼ばれています。健診以外でも、耳鳴りや吐き気、耳痛、めまいなどの症状のある時は聴力検査が行われます。

　オージオメータを使う聴力検査の中で、最も基本的で重要なのは純音聴力検査です。この装置では純音聴力検査以外に語音聴力検査、ティンパノメトリー、耳鳴検査、中耳機能検査、耳小骨筋反射などの検査も可能です。

　標準純音聴力検査は聞こえる程度が正常か異常か、異常であれば、聞こえの悪さを測定します。そして、どの部分に異常が生じているのかを判断することも出来ます。

　純音聴力検査の検査方法は、気導検査と骨導検査の2種類があります。気導検査はヘッドホンから出た音が外耳孔から耳の奥にある鼓膜を振動させ、さらに聴神経へと伝わり、聴力を測る検査です。一方骨導検査は、耳たぶの後ろに骨導レシーバーを当て、頭蓋骨の振動を通じて内耳以降の聴力を測る検査です。

●伝音性難聴と感音性難聴

　難聴は主に、伝音性難聴、感音性難聴の2種類があります。純音聴力検査で、伝音性難聴の診断が可能です。伝音性難聴とは音を伝達する器官に障害があるため、音が小さければ聞き取りにくくなり、補聴器の効果が大きい難聴です。感音性難聴とは聴覚神経の障害により、音量に関わらず、言葉の聞き取りが難しく、現在の医学では治療が困難な難聴です。オージオメータで、語音聴力検査をすることで、感音性難聴の診断が可能になります。

図 2-23-1　オージオメータ

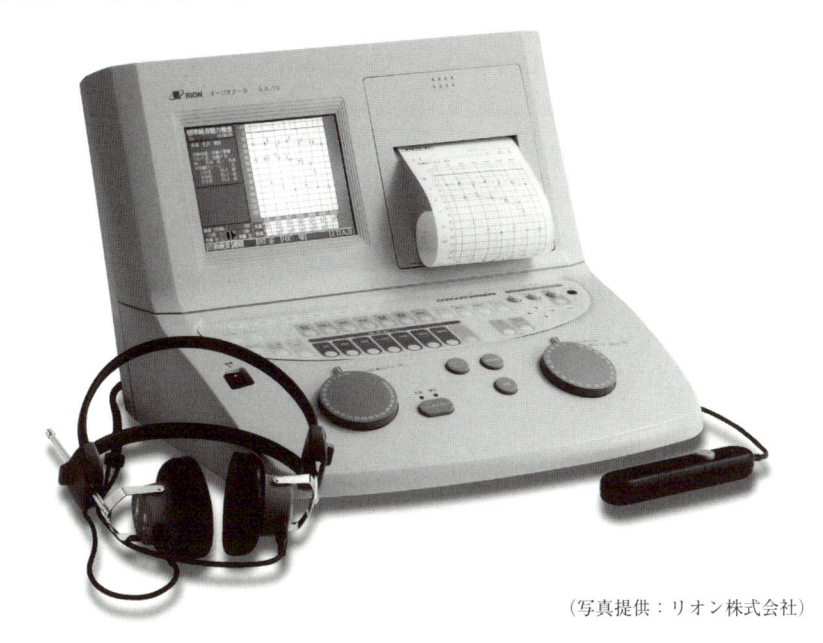

（写真提供：リオン株式会社）

2・検査の機器

図 2-23-2　聴力検査の結果（例）

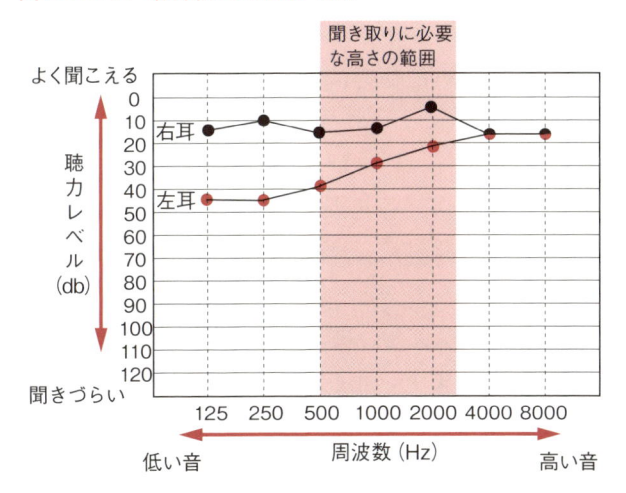

よく聞こえる ↑
聴力レベル (db)
↓ 聞きづらい

0, 10, 20, 30, 40, 50, 60, 70, 80, 90, 100, 110, 120

右耳
左耳

聞き取りに必要な高さの範囲

周波数（Hz）
125　250　500　1000　2000　4000　8000
← 低い音　　　　　　　　　　高い音 →

［聴力検査機の主なメーカー］
アトムメディカル／日本光電／ミナト医科学／リオン

67

2-24 眼圧計

眼科

●眼球の圧力で緑内障や網膜剥離を疑う

　現代人は、パソコンのモニタやテレビなどで目を酷使しています。健康診断や人間ドックでも眼圧検査が行われます。なぜ眼圧を調べることがそれほど大切なのでしょうか？　それは失明の原因となる疾患の可能性が高い緑内障を調べることが出来る重要な検査だからです。また、この検査で網膜剥離、高眼圧症などの目の病気を調べることも可能です。

　私たちの眼球の中は房水という液体で満たされており、常に一定の圧力で膨らんでいます。それはまるで水を入れた風船のような状態です。この風船の内圧を測るには直接針などを刺すわけにはいきません。そこで、眼球の外から圧力をかけて、内圧の度合いを測ろうとするわけです。

　従来は、測定器を直接眼球に触れさせて圧力をかけて調べる方式（接触式）でしたが、感染などの危険性があるため、現在では高い風圧を一瞬かけて眼球のへこみ具合で調べる方式（非接触式）が主に採用されています。したがって厳密には現在の眼圧値は、正しい眼内圧値ではなく、あくまでも推定値ということになります。

　被験者は測定器に顎を乗せて調整を行い、「シュポッ」という音と共に圧縮空気が眼球に当てられて一瞬で測定が終わります。接触式では事前に麻酔の目薬を差す必要がありましたが、非接触式では麻酔をする必要はなくなりました。

　正常眼圧は 10 〜 21mm Hg で、これ以上高い場合は緑内障が疑われ、低い場合は網膜剥離や脈絡膜剥離が疑われます。近年では、眼圧が正常なのに緑内障になるケースも多いことが確認され、視神経乳頭の脆弱性が原因として考えられています。この眼圧検査や眼底検査などで眼の異常が発見された時は、さらに精密検査を行います。

図 2-24-1　非接触式眼圧計

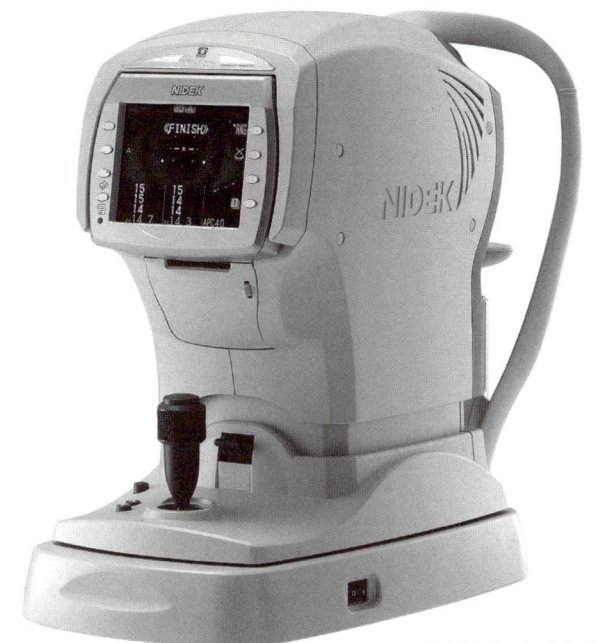

(写真提供：株式会社ニデック)

図 2-24-2　眼圧計の仕組み

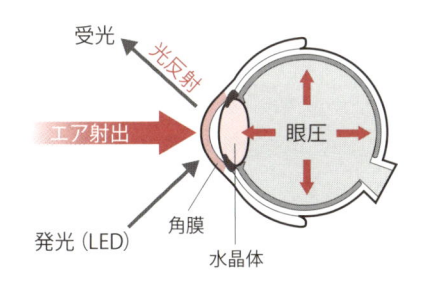

受光
光反射
エア射出
眼圧
発光（LED）
角膜
水晶体

[眼圧計の主なメーカー]
キヤノンライフケアソリューションズ / 興和 /
トーメーコーポレーション / トプコン / ニデック

2-25 眼底カメラ

眼科 人ド

●体調の窓、血管が見える唯一の部位—眼球

　加齢黄斑変性、緑内障、糖尿病などによる網膜剥離など、眼に関わる疾患は少なくありません。眼底は、私たちにとって血管が見えるほぼ唯一の部位なので、そこを眼底カメラや眼底鏡により観察することで、身体のさまざまな健康状態をチェックすることが出来ます。

　眼底を観察することで動脈硬化の進展具合や脳内の血管の疾患が分かるほか、高血圧、糖尿病、メタボリックシンドロームなどの診断にも使われています。

　眼底検査には、「眼底鏡」を使って直接に眼を覗き込んで検査する方法と、眼底カメラで撮影する方法があります。いずれも散瞳薬を点眼して瞳孔を広げてから行いますが、最近では散瞳薬を使わずに検査出来る無散瞳眼底カメラが開発されています。

　眼底カメラの原理も眼底鏡と同様で、瞳孔から光を入れて眼球の後ろ側(眼底部分)の網膜、脈絡膜、視神経乳頭などを検査するというものです。眼底カメラで眼底を光学的に観察する試みは、眼底鏡の発明に遡ります。

　1851年、ドイツのヘルムホルツにより眼底鏡が発明されました。当時はカメラでの撮影は出来ず、眼底鏡で観察してはスケッチをとるという記録方式でした。1920年、眼底鏡に多くの改良が加えられ、ドイツのツアイス社で眼底カメラが誕生しました。最近ではフイルム式に代わりデジタル式が普及してきています。

●最新の技術を生かした製品も

　日本の誇る光学技術は、時代のニーズに合わせ新しいコンセプトで製品開発を行っています。各種のオート撮影はもちろん、ステレオ写真で両眼を一気に撮影し、3D画像としてディスプレイで観察したり、動画を撮影する機能がついたカメラもあります。また水晶体が濁っている白内障患者のために、コントラストを調節する機能付きなども登場しています。

図 2-25-1　眼底カメラ

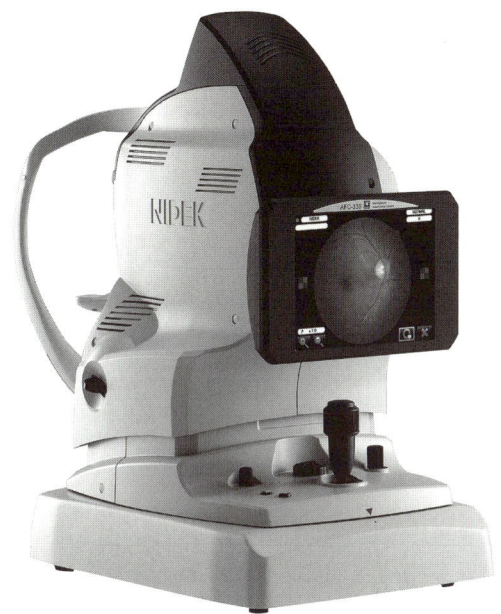

（写真提供：株式会社ニデック）

図 2-25-2　眼底カメラの仕組み

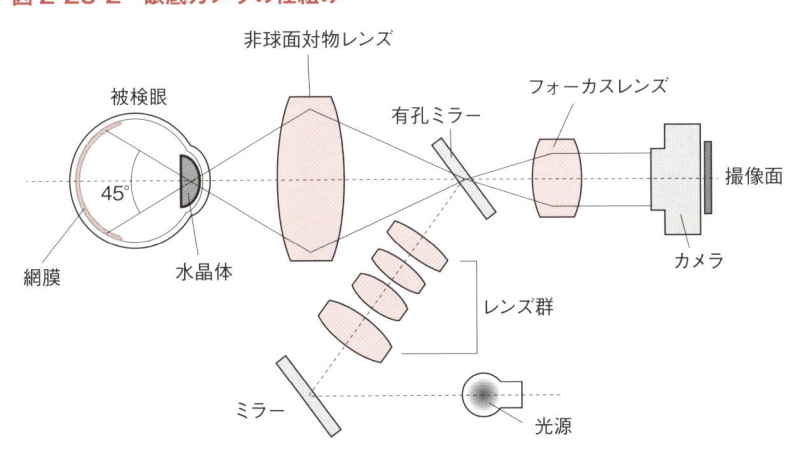

被検眼　非球面対物レンズ　有孔ミラー　フォーカスレンズ　撮像面　カメラ　レンズ群　ミラー　光源　網膜　水晶体　45°

[眼底カメラの主なメーカー]
キヤノンライフケアソリューションズ / 興和 / トプコン / ニデック / フクダ電子

2・検査の機器

2-26 ポータブルX線装置

手術 病室 ICU CCU

●動けない患者のために出張撮影

　2001年、放射線関連の法令が一部改正され、「重症患者や手術中の患者でX線診察室に移動困難な場合に限り」という特例で病室でのX線撮影が、許可されました。

　もちろん撮影者には、病室にいる他の医療関係者、同室の別の患者、付添者、見舞客などの安全を確保する義務があります。現在では、X線撮影装置から周囲約2m以上離れれば、理論的には安全とされています。ポータブルX線装置を利用して、ベッドサイドでも高画質で安定したデジタル画像を撮り、その場で確認することが出来ます。

●移動しやすく、さらに小型に

　一般的に本装置は、大型タイヤ付きなので、機器の移動は大変楽です。緊急用に手術室へ、回診用に病室へ、昼夜を問わず病棟内での移動が可能です。ワイヤレス仕様の登場や院内ネットワークシステムの利用で、さらにスピーディな診療や、より患者フレンドリーな機能に進化してきています。さらに、携帯型X線装置も実用化され、在宅医療に適したタイプもあります。

図2-26-1
ポータブルX線装置

（写真提供：東芝メディカル
　システムズ株式会社）

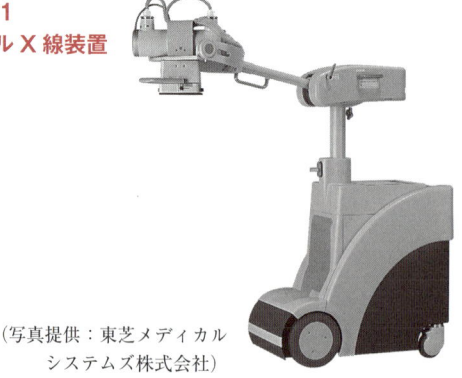

[ポータブルX線装置の主なメーカー]
シーメンス／島津製作所／東芝メディカルシステムズ／日立メディコ／フィリップス

2-27 痛み計

麻酔 神経 整形 リウ 歯科 痛セ

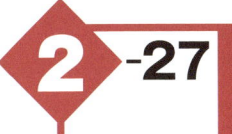

●痛みの度合いを数値で知る

疾患や治療による「痛み」は患者のQOL（quality of life）を低下させる大きな要素です。いままで痛みの評価方法には視覚的評価スケール（VAS）や表情評価スケール（FRS）、マクギル痛み質問票（MPQ）などの方法がありましたが、全て患者の主観に頼り、数値・定量化するのはなかなか困難でした。「痛み計」（正式名：知覚・感覚定量分析装置）の使用で、痛みは数値測定出来るようになりました。実際の臨床で、痛みの数値化は治療効果の判定などにも役立っています。

●電気刺激信号と痛みとの感覚比較

複数の痛みを与えられた場合、人間の脳はより強い痛みの方を感じる習性があります。この習性を利用して痛みの算出が可能となります。患者の腕などにパッドを2ヶ所貼って通電します。最初にピリピリと感じた点をゼロとし、患者が患部の痛みと同じ程度の刺激と感じるまで、徐々に電圧を上げていくことで痛みの程度を計ることが出来ます。

図 2-27-1　痛み計

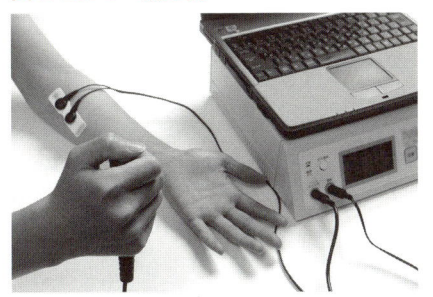

（写真提供：ニプロ株式会社）

［痛み計の主なメーカー］
オサチ／ニプロ

図 2-27-2　痛みの大きさと感覚刺激の大きさ

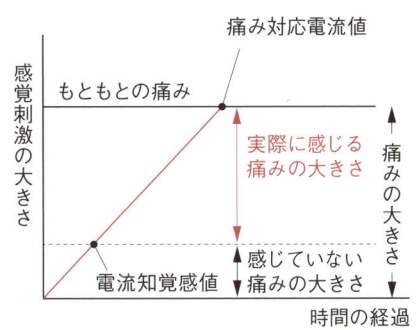

❗ 歯科用マイクロスコープ

歯科の機器

口の中は意外と暗かった

　従来の歯科治療では患者の頭の上に照明を置き、歯科医の額帯反射鏡の光とレントゲン画像を頼りに手探りのような治療が行われてきました。そのため虫歯の見逃しや、歯周病の悪化などのトラブルは少なくありませんでした。1990年代後半、明るい照明つきの光学顕微鏡を使った精密治療によって治療環境が大きく改善されました。

歯の裏側、根の中まで精密治療出来る

　肉眼による最小識別能力の限界は0.2mmくらいまでですが、歯科用マイクロスコープはミクロン単位の0.01mmまで識別可能です。従来治療困難であった歯根（歯の神経と根）の中、歯周ポケット（歯と歯茎の境目の溝）の奥などもしっかりと治療することが出来ます。

　原理は通常の光学顕微鏡とほぼ同様ですが、対物レンズのすぐ近くにLEDハイパワーの照射部を置き、手術室の無影灯並みの明るさで根管の内部まで十分に見ることが出来ます。

図2-C-1　歯科用マイクロスコープ

図2-C-2　対物レンズと照明部

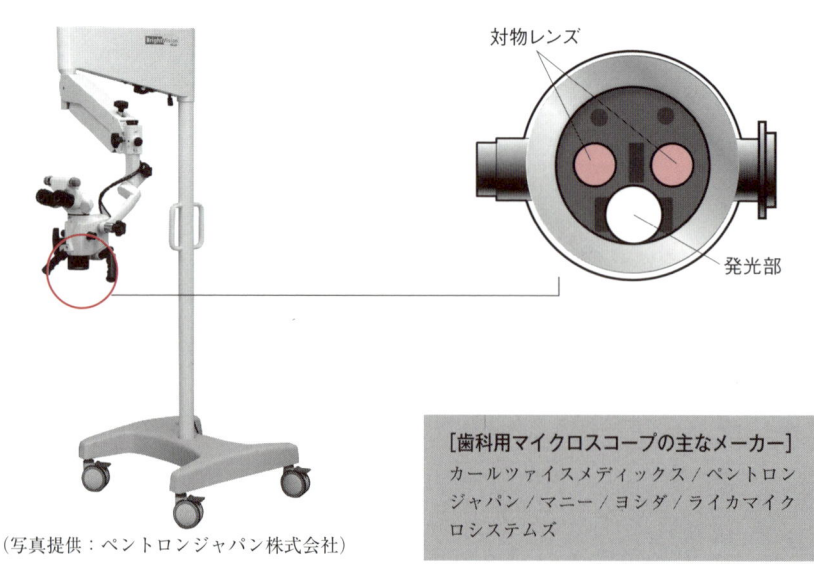

対物レンズ

発光部

（写真提供：ペントロンジャパン株式会社）

[歯科用マイクロスコープの主なメーカー]
カールツァイスメディックス／ペントロンジャパン／マニー／ヨシダ／ライカマイクロシステムズ

第 3 章

処置の機器

「処置」は一般的には聞き慣れない言葉かも知れません。
医学的には「傷や病気の手当をすること」
つまり治療のことで、広義の意味では手術も
処置と言えますが、本書では「外来」「通院」などでの
応急処置や継続的な治療を行う機器を紹介します。

3-1 体外衝撃波結石破砕装置

泌尿

●体外からの衝撃波で「痛みの王様」結石を破砕する

　尿路（腎、膀胱、尿管）に出来る結石は、尿の成分が結晶化したもので、通常小さな結石は尿と一緒に排出されますが、結石が大きな場合や自然に排出されない場合、一旦尿路に留まってしまうと、「King of pain」（痛みの王様）と言われるくらいの激痛になります。また血尿や発熱などの症状も現れ、冷や汗をかいて動くこともままなりません。その原因は食の欧米化にあると言われ、日本では、男性の11人に1人、女性の26人に1人の割合で、生涯に一度は尿路結石にかかると言われています。

　結石を破砕する方法は、体外から音波の一種である衝撃波を使う方法（ESWL）と、尿道から尿管鏡を入れてレーザで破砕する方法（TUL）など数種類あります。本書では衝撃波を使う方法を紹介します。装置全体は、患者が横になるテーブル、X線装置、超音波装置なども含め、かなり大型のシステムです。X線装置と超音波装置で結石の確実な位置を把握し、衝撃波を照射します。破砕された結石は、尿と共に2週間くらいで自然に排出されます。

【体外衝撃波結石破砕装置のメリット】
- 開腹することなく治療が出来る
- 内臓や血管など他の部位にほとんど影響がない
- 治療時間は1時間と短い
- 痛みがほぼないため麻酔の必要はない
- 腎、尿管を問わず治療可能
- 高齢者や心臓病の患者、糖尿病の患者にも使用可能

図 3-1-1　結石破砕装置

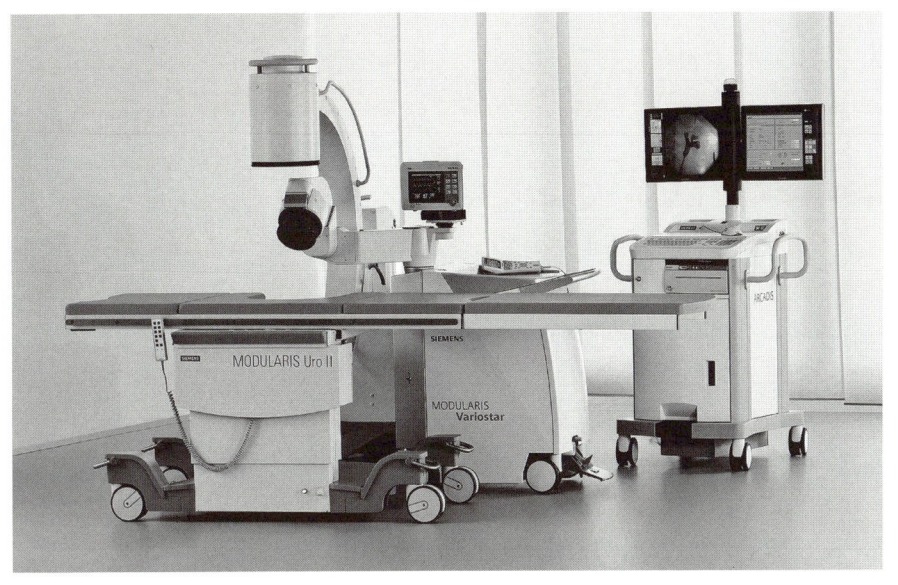

（写真提供：シーメンス・ジャパン株式会社）

図 3-1-2　結石破砕装置の原理（腎臓の場合）

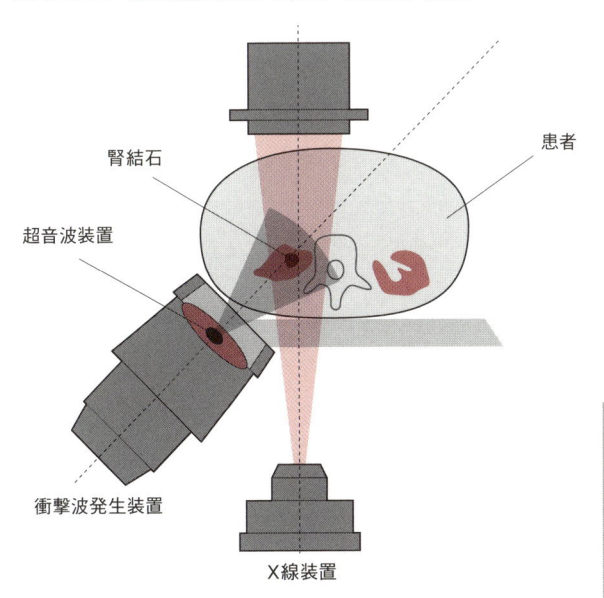

腎結石
患者
超音波装置
衝撃波発生装置
X線装置

[体外衝撃波結石破砕装置の主なメーカー]
エダップテクノメド／カールストルツ／シーメンス／ダイレックス・ジャパン／ドルニエ

3・処置の機器

3-2 放射線治療装置

放射 腫瘍

●外科手術でも切除出来ないがんに

　がん治療には外科的手術や薬剤による治療に加えて、放射線を使った治療が進められています。放射線治療は、特に頭頸部がんなどの切除が難しいがんには非常に有用な治療法です。

　放射線は生物の細胞に作用して死に至らせる作用をもっており、放射線を使った治療は、がん細胞のように分裂する力が大きい細胞には最適です。もちろん正常細胞も放射線により少しは壊れますが、その多くは回復します。ですからこの治療では放射線を照射し、正常細胞の回復を待って、また治療を続けるという方法で、患者への負担を軽減しています。

　放射線治療で使われる放射線には、電磁放射線であるガンマ線やX線、また粒子放射線である重粒子線などがあります。従来の放射線治療とは異なり、多方向から放射線を照射します（図3-2-1）。患部に極力絞った定位放射線治療には、X線や電子線などの放射線を照射するリニアック装置（直線粒子加速器）のほか、ガンマ線を用いたガンマナイフや、また粒子線治療装置（→P.80）放射線治療ロボット（→P.114）もあります。

　波長が10pmよりも短いガンマ線を用いるガンマナイフは、頭蓋内や頭頸部など精密な病巣に対して集中的に放射線を照射する治療法です。正常組織への被曝は最小限度に抑える「体にやさしい治療」として脳神経外科領域で活用されています（図3-2-2）。

●電子を直線加速して患部を狙って照射するリニアック装置

　装置は、リニアック（直線粒子加速器）と呼ばれる大型の機械が中心を占めます。電子を直線的に光速近くまで加速させ、一部はX線に変換し、両方を患者に照射します。この時、腫瘍の形と大きさなど多元的な位置合わせが行われ、放射線量の調整も行われます（図3-2-3）。

図 3-2-1 定位放射線治療と従来の方法

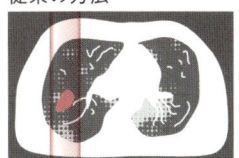

従来の方法　　定位放射線治療

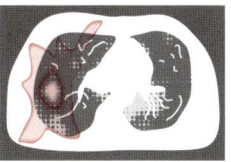

図 3-2-2 ガンマナイフ

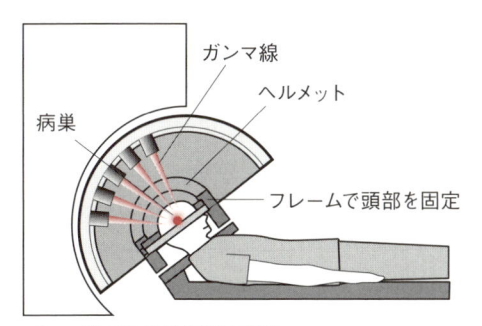

病巣
ガンマ線
ヘルメット
フレームで頭部を固定

ガンマ線で定位放射線を照射

図 3-2-3 リニアックの原理

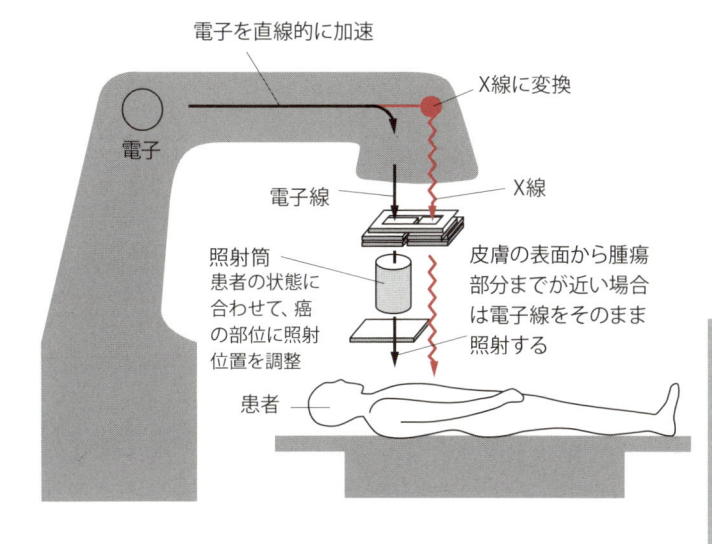

電子を直線的に加速
X線に変換
電子
電子線
X線
照射筒
患者の状態に合わせて、癌の部位に照射位置を調整
皮膚の表面から腫瘍部分までが近い場合は電子線をそのまま照射する
患者

[放射線治療装置の主なメーカー]
東芝メディカルシステムズ／東洋メディック／バリアンメディカルシステムズ／日立メディコ／三菱重工業

3・処置の機器

3-3 粒子線治療装置

放射　腫瘍

●粒子線はがんのDNA攻撃力もアップ

　がん治療の分野で今、世界中の注目を集めているのが、粒子線（陽子線・重粒子線）治療です。粒子線治療は、電荷をもった粒子を光の速さの約80％まで加速させ、がん細胞に照射する治療法です。X線を使った放射線治療よりも大きな効果があると言われ、治療成績のデータも蓄積されてきています。

　X線は、皮膚を通して照射すると比較的表皮に近いところにピークがあり、がんが身体の深部にあると、がん以外の正常細胞への影響が大きくなります。一方、粒子線は身体の深いところで効果を発揮する特性を持っているので、がん以外の細胞への影響は少なく、切除不可能な体深部がんなどにも効果的です（図3-3-1）。しかもX線はがん細胞のDNAの二重らせん構造の片側のみを切断しますが、粒子線の仲間の陽子線などはその両方を切断する確率が高いと言われています。

●重粒子線がん治療装置の仕組み

　粒子線治療装置全体は、面積的にも大規模で、70m×120mくらいの広さが必要です。あまりにも広大な面積を必要とするため、一般の病院には設置されていません。世界的に他の国より数段進んでいると言われる日本でもまだ15ヶ所くらいの場所にしかありません。

　イオン源室（加速器の最初の部分）で作られたイオンビームは、線形加速器を通りここで光速の約10％のスピードになります。イオンビームはシンクロトロン（円形加速器＝主加速器）に入り、加速された後、治療室に入ります。

　シンクロトロンは、がん治療の新時代を切り開く技術として、粒子線を加速器で10万回から100万回回転させ、光速の80％程度まで加速することが可能です。装置の大きさは、大きなグランドほどの建物で目を引きます。

治療室は、通常のX線治療室とあまり変わりません。この装置の概念は、陽子線治療装置でも重粒子線治療装置でも大きな違いはありません。

陽子線治療の費用は、がんの部位や症状によりますが、照射にまだ保険がきかないため、装置の規模に比例してかなり高額です。

図 3-3-1　粒子線の特徴

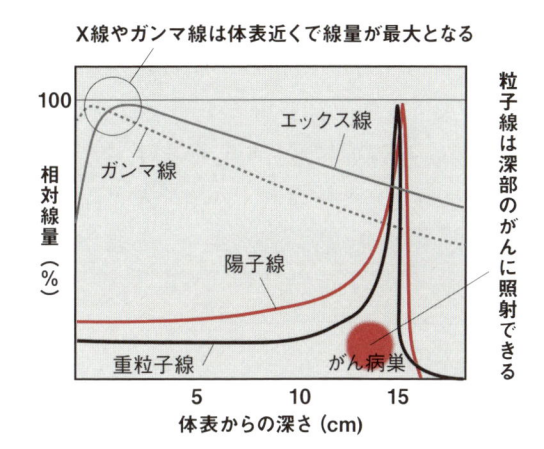

X線やガンマ線は体表近くで線量が最大となる
粒子線は深部のがんに照射できる
エックス線
ガンマ線
陽子線
重粒子線
がん病巣
相対線量（％）
体表からの深さ（cm）

図 3-3-2　重粒子線がん治療装置の全体図

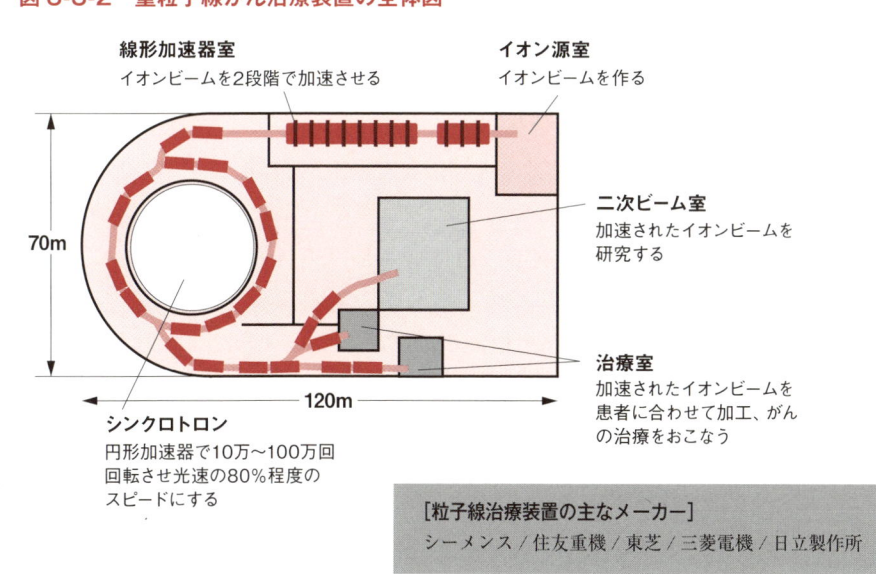

線形加速器室
イオンビームを2段階で加速させる

イオン源室
イオンビームを作る

二次ビーム室
加速されたイオンビームを研究する

治療室
加速されたイオンビームを患者に合わせて加工、がんの治療をおこなう

シンクロトロン
円形加速器で10万〜100万回回転させ光速の80％程度のスピードにする

70m / 120m

［粒子線治療装置の主なメーカー］
シーメンス／住友重機／東芝／三菱電機／日立製作所

3-4 持続的緩徐式血液濾過透析装置

CCU ICU 透析

●ゆっくりと時間をかけて血液濾過透析

　一般的に「透析」と呼ばれているのは、1日や2日おきに数時間行われる血液透析（HD→P.84）や血液濾過透析（HDF）のことです。しかし、慢性的に透析を行っていてやがて状態が悪くなり、急性腎不全などになると、ICUで1日24時間以上の時間をかけて、持続的に透析を行います。この療法は、持続的緩徐式血液濾過透析法（CHDF）と呼ばれ、ゆっくりと除水や電解質の調整を行うため、血液透析よりも身体への負担は少ないと言われています。

【持続的緩徐式血液濾過透析法の適応疾患】
- 急性腎不全
- 多臓器不全（MOF）など重症疾患
- 循環器不全をともなう腎疾患
- 重度急性膵炎
- 術後肝不全
- 重症合併症を伴う慢性腎不全など

　CHDFで透析を行う際は、患者の大腿静脈や、鎖骨下静脈にダブルルーメン・カテーテルを留置して脱血を行います。抗凝固剤を入れた後、小型の濾過器を使って濾過します。血液濾過器の透析液側には透析液をゆっくりとした速さで流し、濾過と拡散を同時に行って血液内の老廃物などを取り除き、補液ポンプを使って補液の後、回路の血液ポンプによって静脈に返血します。

●装置はコンパクトで使いやすく

　様々な機器のあるICUに設置されるCHDFにはコンパクトさが求められます。しかも血液回路の組み立てやすさ、個々の患者に応じた設定のしやすさ、作業準備（プライミング）やメンテナンスの容易さも必要とされます。

図 3-4-1 CHDF 装置

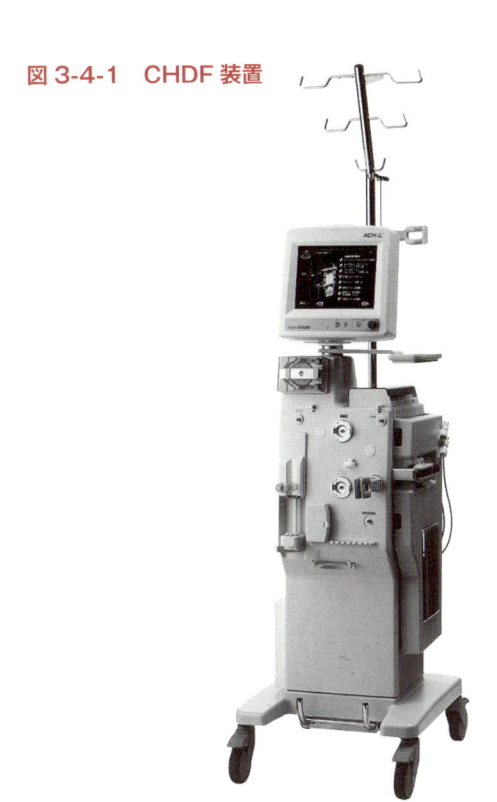

(写真提供：旭化成メディカル株式会社)

図 3-4-2 CHDF の仕組み

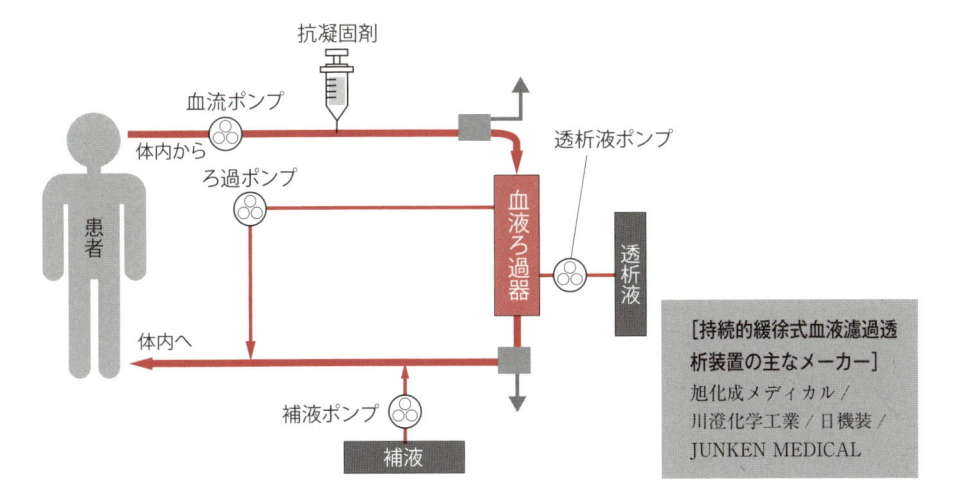

[持続的緩徐式血液濾過透析装置の主なメーカー]
旭化成メディカル／
川澄化学工業／日機装／
JUNKEN MEDICAL

3・処置の機器

3-5 血液透析装置（HD）

腎内 透析

●腎臓の働きを人工的にカバーする

　腎臓は、血液の中を流れる体内の老廃物や代謝産物を尿として排出する生命維持にとって欠かせない器官です。糖尿病性の腎症などが悪化して腎臓の機能が低下すると、尿毒症を起こしたり、吐き気、嘔吐、倦怠感、食欲不振などの症状が表れることがあります。また、腎臓の機能低下で水分が体内に残ると、血圧上昇、むくみ、貧血なども起こります。

　透析療法は、大きく血液透析と腹膜透析に分けられ、血液透析には、血液透析療法（HD）や血液濾過療法（HF）などの方法が開発されており、患者の症状特性に合わせて採用されています。

●週3回、1回4～5時間の透析

　血液透析療法は、患者の血液を上腕部から取り出し（脱血）、抗凝固剤を加えて透析装置に入れ、ポンプを使ってダイアライザという透析器を通し、循環させた後、体に戻す（返血）という方法です（図3-5-1）。

　ダイアライザは、膜構造の直径0.2mm～0.3mmという極細管を約1万本束にしたもので、管の中央部を血液が流れ、外側を透析液が流れます。この細い管の細かい穴を通して、血液中の老廃物や水分、塩分、電解質などが透析液側に移動します。この流れはティバッグからお茶の成分が外のお湯に流れ出てくることに例えられます。ダイアライザは膜のタイプによって数種類があり、患者の症状・特性に合わせて使用されています。

●血液を身体から大量に取り出すために

　血液透析を行うためには毎分約100ml～200mlの血液を患者の体から取り出さなければなりません。そのためには、透析療法を始める2週間ほど前に、患者の手首近くの動脈と静脈をつなぎ合わせる内シャント造設術を行います（図3-5-2）。

●自宅でも出来る腹膜透析－CAPD（持続携帯式腹膜透析）

　腹膜透析療法（PD）は、自分の腹膜を透析膜として使う方法です。腹部にカテーテルという管を入れ、透析液を注入して一定時間経ると血液中の老廃物や水分などがこの透析液中に出来ます。この液を体外に取り出して捨てます。

　腹膜透析は、自宅や外出先で透析液を交換して透析を行うことが出来ます。透析液の交換は、1日に4回で、1回30分くらいかかりますが、通院時間に縛られることなく通学や通勤をしながら透析出来ることがメリットです（図3-5-3）。

図 3-5-1　血液透析装置（HD）

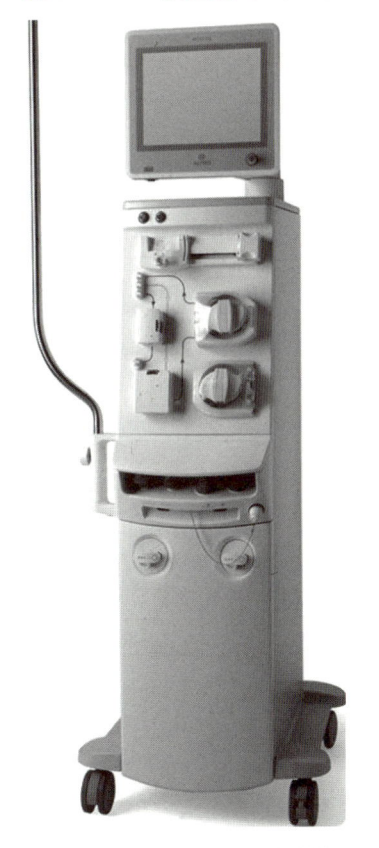

（写真提供：ニプロ株式会社）

図 3-5-2　内シャント造設

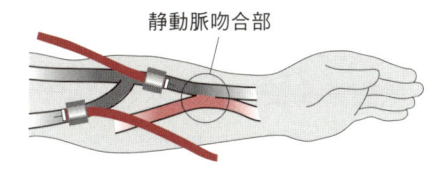

静動脈吻合部

図 3-5-3　自動腹膜透析装置

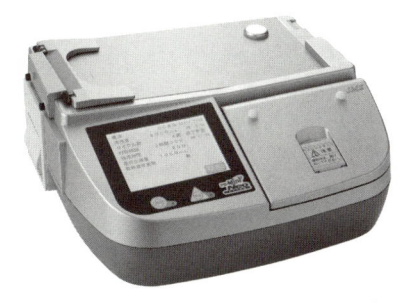

（写真提供：株式会社ジェイ・エム・エス）

[血液透析装置・腹膜透析装置の主なメーカー（ダイアライザのみを含む）]
旭化成メディカル／ジェイ・エム・エス／東レ・メディカル／ニプロ

3-6 低周波治療器

整形 理学 リハ

●電気などの物理エネルギーを治療に使う

　理学療法は、電気や光などの物理エネルギーを治療に使う治療法で、物理療法とも呼ばれています。WHO（世界保健機関）が「理学療法とは、運動療法、熱、低温、光、水、電気、マッサージなどを用いる身体的治療の科学及び技術であり、治療の目的は鎮痛、循環促進、障害の防止と矯正、筋力の可動性・協同性などの最大限の回復を図る療法である」と規定しています。
　低周波治療器はこの理学療法機器の1つです。

●低周波を使って、電気的に刺激する

　肩こりや疼痛性の疾患患者は、社会の高齢化と共に増加しています。医療用の低周波治療器は鎮痛や循環促進などの目的で、全国の整形外科で使用されています。低周波治療器は、1000Hz未満の低周波パルス信号を皮膚の上に「導子」（生体に直接付ける電極のこと）を通して当て、電気刺激を与えることによって、鎮痛や循環促進などの効果が期待出来ます。
　理学療法の機器は家庭用のものもありますが、医療機関などにあるものは大型で、数人の患者に対して1度に施術出来る治療器もあります。患者一人一人の症状に合せて、周波数や出力を調整することも可能です。導子には様々な材質があり、吸着タイプか貼付けタイプ（パッド）などがあります。
　実験で解剖したカエルの足の筋肉に電極を当て、ピクピクと動くのを観察して筋肉と電気の関係を学びますが、人体も同様で身体の筋組織に低周波電流を当てると体内電流に変化が起き、イオン濃度の変化によって神経が刺激されます。こうした作用を利用したリハビリテーションでは、患者の運動神経を亢進させ、運動の機能を回復させようとします。また、ペインクリニックでは、低周波治療器を利用して知覚神経を亢進させたり、疼痛を和らげることに役立てています。

図 3-6-1　低周波治療器　　　　図 3-6-2　吸着型導子とパッド型導子

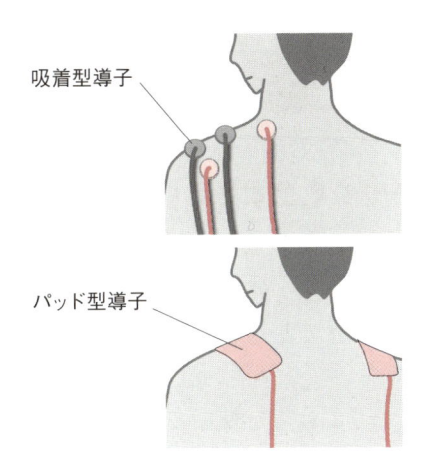

吸着型導子

パッド型導子

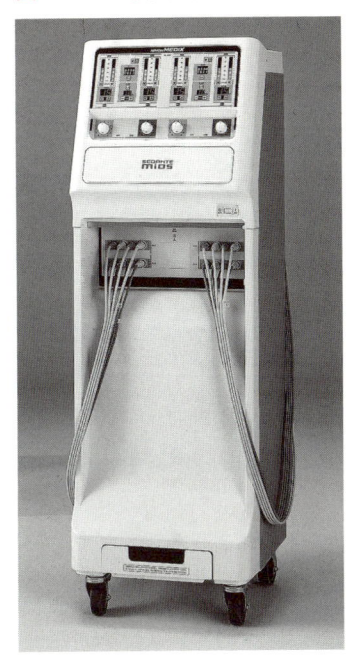

（写真提供：日本メディックス）

3・処置の機器

●電気刺激療法は、ローマ時代から

　電気が発見される前から、人類はこうした電気刺激療法を経験的に知っていました。昔のギリシャでは、地中海で獲れたシビレエイの発電力を用いて痛風などの治療が行われていました。また江戸時代に、平賀源内により復元された「エレキテル」（摩擦起電器）は医療器具として利用されたという記録があります。

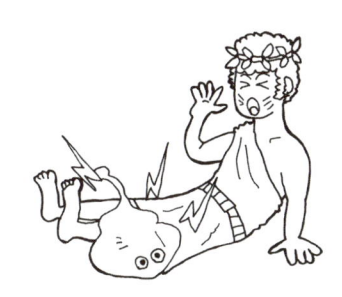

［低周波治療器の主なメーカー］
伊藤超短波／オムロン ヘルスケア／日本メディックス／ホーマーイオン研究所／ミナト医科学

3-7 温熱療法治療器

整形　リハ　理学

●寒い時手をこするのも温熱療法

　熱を使った温熱療法も理学（物理）療法の1つです。温泉や日光浴など、人類は昔から熱が健康に良いことを知っていました。

　医療の世界で温熱療法は3つに分類され、乾式（ホットパック、赤外線照射）、湿式（パラフィン浴）や転換熱（極超短波治療器、超音波治療器）があります。これらを使って温熱作用を人工的に作り、体内循環を促進させ、人間がもっている自然治癒力を高めたり、疼痛を鎮めたりしています。

●超短波で身体を温める

　温熱療法治療器には、家庭用の小型の製品や、医療機関で理学療法士によって施術される大型温熱治療器などの種類があります。

　色々な温熱療法の中に、リハビリテーションや医療現場などで効果的な手段で利用されているのは超短波療法です。顔（目、耳）から足先まで全身に使えるので、超短波を患部に当て導体内を流れる電流により、体内深部に心地よい温熱を発生させ、その熱エネルギーによって血液や体液の循環を促進します。

●全身温熱療法でがん改善に

　がん細胞は熱に弱いという性質があるため温熱療法での殺細胞効果が期待出来ます。東洋医学的なツボ（局所）を温めて全身の血液循環を図る温熱療法（灸など）、カプセル状の温熱器を使い、近赤外線で全身に温熱を加えることでがん細胞の増殖を抑えようとする温熱療法があります。この治療法では患者は、血圧計や動脈血酸素飽和度（SpO_2）などの測定器をつけたまま治療装置に入ります。装置の内部は約38.5℃に保たれ、発汗により新陳代謝が良くなり、循環が向上するという原理です。

図 3-7-1　温熱療法で使用する赤外線療法装置

（写真提供：日本メディックス株式会社）

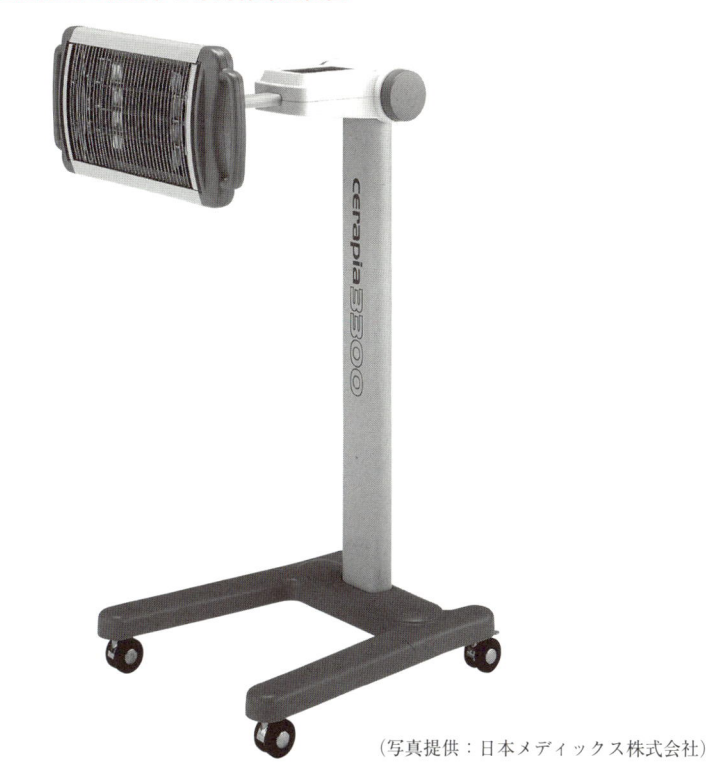

図 3-7-2　家庭用超短波治療器

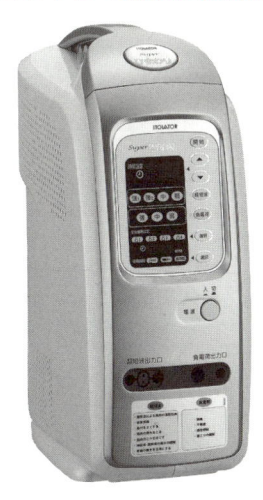

（写真提供：伊藤超短波株式会社）

[温熱療法治療器の主なメーカー]
伊藤超短波／オージー技研／酒井医療／日本メディックス／ミナト医科学

3-8 高気圧酸素治療装置

高酸

●体内の酸素には2種類ある

　私たちの体内にある酸素には、結合型酸素と溶解型酸素の2種類あります。結合型酸素とは赤血球と結合して運ばれている動脈血の酸素のことです。また溶解型酸素は、直接血液の中に溶け込んでいる酸素のことで、圧力が高いほど血中に溶け込む量が増加するという特性をもっています。この特性に着目して開発されたのが高気圧酸素治療装置です。

【高気圧酸素治療の対象疾患】
- 一酸化炭素中毒
- 脳梗塞
- 脳出血／クモ膜下出血
- 難治性潰瘍
- ガス壊疽／糖尿病性足趾病変
- 難治骨髄炎
- 突発性難聴
- 減圧症（潜水病）など

●潜水艦のような密閉タンクの中に入って

　治療では、患者は密閉したタンク（チャンバー）の中で安静にしているだけです。患者がタンク中に入り、15分くらいかけて徐々にタンク内の気圧を上げると、飛行機の着陸時や水に潜った時のように耳に圧力を感じます。その時に唾を貯めて飲むか、潜水の時にやるように耳抜きの動作を行います。最終的に大気圧の2倍〜3倍（水深10m〜20m）の圧力環境にします。この状態を1時間以上続けると、患者の体内の酸素量が増加し、豊富な酸素の供給により傷が早く治癒したり、血管新生が促進され、抗菌作用が亢進されます。

この療法は障害の治療を促進することが出来るので、入院せずに短期で治療を受けることも可能です。

　高気圧酸素治療装置は、スポーツ外傷の治療にも使われています。野球やラグビー、バスケットボールなど選手の怪我の治療に効果を発揮し、治療期間の短縮にも繋がります。高気圧酸素治療装置には1人用の装置と最大8人一度に治療を受けることが出来る巨大な装置もあります。

図 3-8-1　高気圧酸素治療装置（1人用）

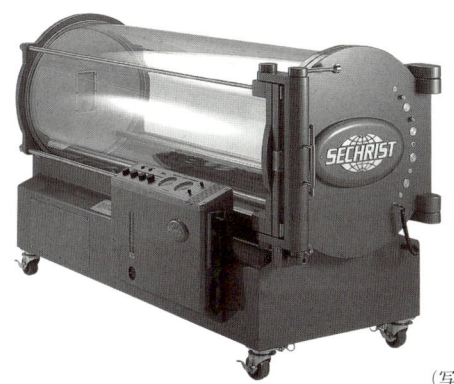

（写真提供：エア・ウォーター株式会社）

図 3-8-2　高気圧酸素療法の原理

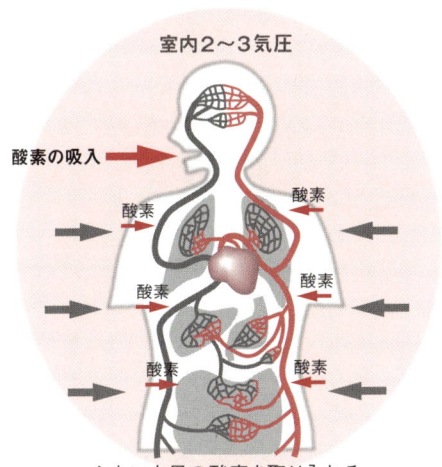

[高気圧酸素治療装置の主なメーカー]
エア・ウォーター／川崎エンジニアリング／中村鐵工所

3・処置の機器

3-9 紫外線治療器

皮膚

●紀元前から始まった光線療法

　古代ギリシャの医聖ヒポクラテスは、「太陽光と熱は、全ての創傷、殊に解放性骨折、破傷風などに効果がある」と言っています。人類は紀元前から、光感受性物質であるソラレン（Psoralen）と紫外線を用いて皮膚疾患の治療を行ってきました。1970年初めころから、ソラレンに紫外線の一種である長波長紫外線 UV-A を併用した PUVA 療法という光線療法が普及しはじめました。

●紫外線療法の作用メカニズムは未解明

　我々人類は、経験的に紫外線が身体に必要であることを知っていますが、紫外線療法が乾癬など様々な皮膚疾患になぜ効くのかということが解明されるまでまだ時間がかかりそうです。サイトカインやケモカインという分子レベルへの働きや、細胞表面の分子的な変化など色々な意見がありますが、詳細は未だに推定の域を出ていない現状です。

　最近では、日本発のエキシマ光線（波長308nm）を用いた療法が注目されています。全身照射療法で治療困難であった肘や膝部、さらに頭部などの各部位に対して、PUVA 療法をさらに改良したエキシマ光線療法を使い、ターゲットを絞って照射することで効果を上げています。このエキシマ光線療法では、照射は1ショット、数秒〜数十秒行われるので、全体の治療時間が大幅に短縮されています。

【紫外線療法が効果をあげる疾患】
- 尋常性白斑
- 尋常性乾癬
- 掌蹠膿疱症
- アトピー性皮膚炎

図 3-9-1　エキシマ光線療法ターゲット型紫外線治療器

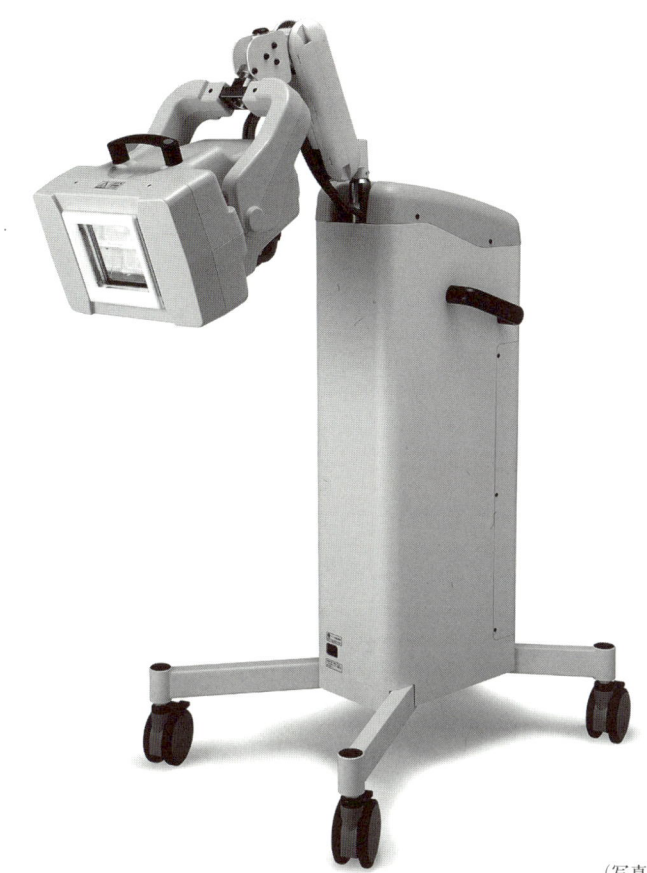

（写真提供：ウシオ電機株式会社）

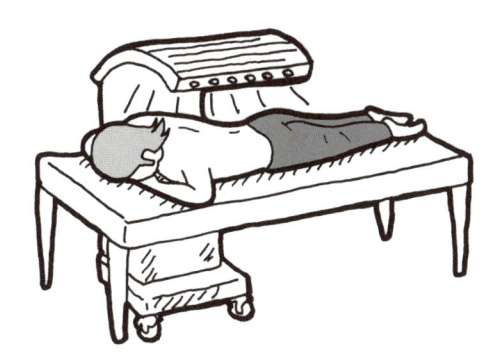

3・処置の機器

［紫外線治療器の主なメーカー］
ウシオ電機／ジェイメック／東洋メディック／村中医療器／ヤヨイ

93

3-10 レーザ治療器

皮膚　形成　美容

●あざ・しみ、脱毛などお肌の悩みに応える

　医学的に「あざ」は生まれつきある茶色や黒色の色素斑で、「しみ」は加齢とともに増えてくる茶色の色素斑のことです。あざには太田母斑、扁平母斑、血管腫（いぼ）などがあり、しみには肝斑、日光黒子、先天性真皮メラノサイトーシスなどがあります。こうしたあざやしみ、脱毛治療などに使われるのがレーザ治療器です。

●レーザ治療器の種類

　レーザ光は自然界にはない光で指向性や収束性に優れており、これらの性質を利用して医療分野だけではなく、私たちの日常生活の中でも、CDやDVDの読み取り／書き込み、コンサートや様々な工業分野でも使われています。

　レーザの種類は、人工結晶やガラスなどの固体を使ったレーザ、液体レーザ、ガスレーザ、半導体レーザなどに分類することが出来ます。医療では、ほくろや隆起しているしみを効果的に除去する「炭酸ガスレーザ」、脱毛施術にも使われる「アレキサンドライトレーザ」、傷跡を残さない治療を行う「Qスイッチルビーレーザ」などの治療器が主に使われています。

●皮膚の構造とレーザ治療

　皮膚表面にあるメラニンという色素が異常に増殖して沈着すると、しみやあざになります。レーザ光は、メラニンにある水分を瞬間的に蒸散させ分解します。メラニンだけをターゲットにする波長を使えば、周囲のコラーゲン組織などにダメージを与えることなく、メラニンだけを安全に分解することが出来ます。

　このように疾患に合わせて光のパルス幅や照射の時間（1億分の数秒）をコントロールし、トータルの治療時間も数分で終わります。ただしレーザ治

療では、色素沈着を起す細胞そのものを破壊した後に、新たに生まれてくる細胞は、日光などの紫外線の影響を受けやすくなるため、約3ヶ月間程度、日焼け止めクリームを塗布するなどのケアが必要となります。

図 3-10-1　レーザ治療の原理

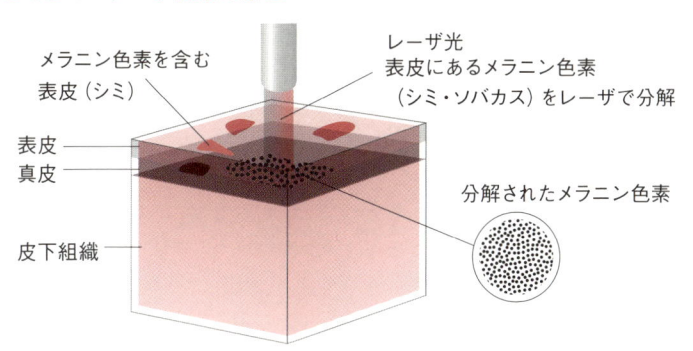

図 3-10-2　炭酸ガスレーザ治療器

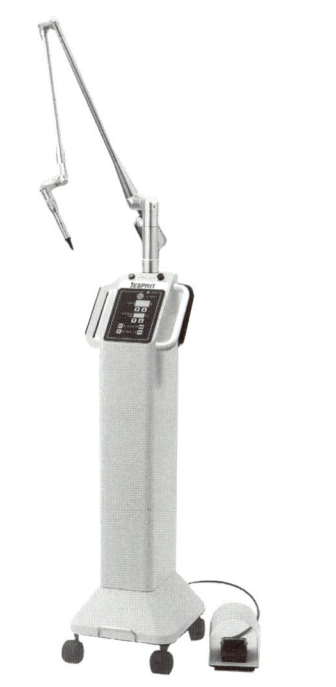

（写真提供：株式会社ジェイメック）

図 3-10-3　しみの出来やすい箇所

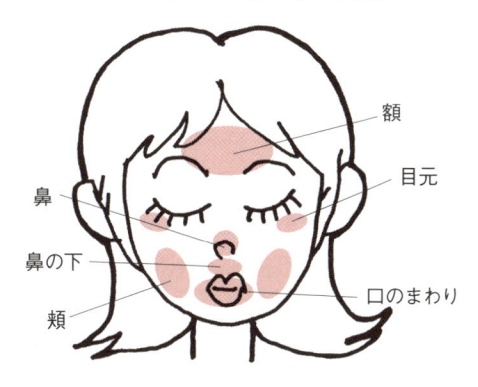

[皮膚科用レーザ治療器の主なメーカー]
キャンデラ／ジェイメック／澁谷工業／
ミナト医科学／レザック

3・処置の機器

3-11 超音波ネブライザ

耳鼻 呼吸

●超音波で薬剤を霧状にして吸入

ネブライザは薬剤を霧状にして粒子を細かくし、鼻や口から吸入しやすくするための霧を作り出す機械です。微細な粒子でないと治療箇所に到達させることが出来ないことがあるため、気管支拡張薬などを吸入する際に、薬剤を霧状の粒子にすることでより効果が上がります。

ネブライザには、超音波式とメッシュ式、コンプレッサ式（ジェット式）の3種類があります。

メッシュ式は、ホーン振動子という端子を使い、メッシュを通して霧状にします。本体は小型で、電池でも駆動出来ます。しかし超音波式の機器で作り出した薬剤ほど細かい粒子になりません。また、コンプレッサ式は、空気で薬剤に圧力をかけて霧状にします。構造がシンプルなのでメンテナンスが容易であることがメリットです。

超音波式ネブライザは、薬剤を細かい霧粒子（1~8μm）にして肺の先端の肺胞まで到達させることが出来ます。

●感染制御の観点で各部はユニット化

超音波ネブライザ各部はユニット化され、使用後の洗浄、滅菌も可能な製品が増えています。また最近では、在宅治療でも使うことが出来る小型超音波ネブライザも登場しました。

●振動が水柱を作り泡となって霧となる

超音波ネブライザの原理は、加湿器の原理とほぼ同様です。加湿器では、水を入れた水槽の底に超音波振動子を置き、振動子に高周波の交流電圧を加えることで超音波振動を生じさせます。これによって中央に水柱が作られ、周囲にキャピラリ波という特殊な波が出来ます。この波の上部から霧が発生します。

薬剤を使用するネブライザではダブルチャンバ方式と呼ばれている二重構造のタンクに薬剤と水を入れ、水を通して超音波を発生させ、コンプレッサからの空気と混ぜて薬剤を霧状にします。最近では、霧よりも煙に近い超音波ネブライザも登場しており、呼吸器疾患患者の肺のより奥深くまで薬剤を到達させる技術開発が続けられています。

図 3-11-1　超音波ネブライザ

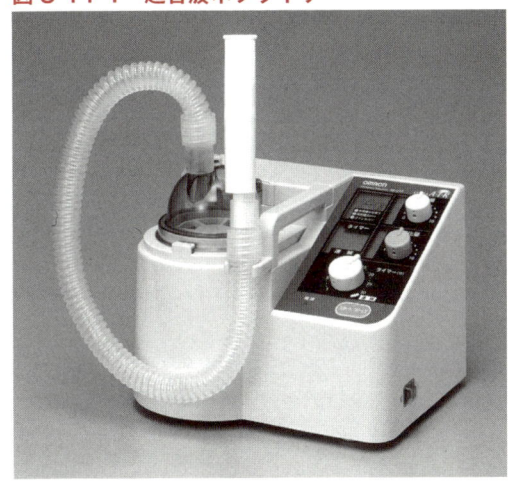

(写真提供：オムロン ヘルスケア株式会社)

図 3-11-2　超音波霧化の原理

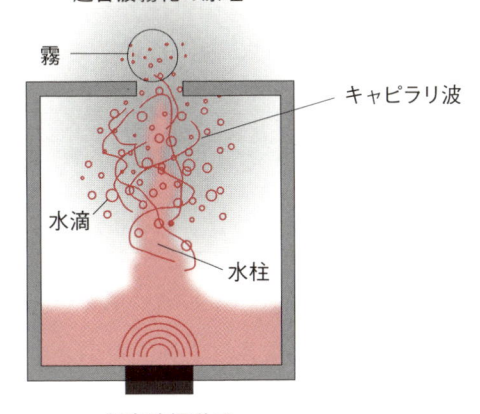

超音波霧化の原理

- 霧
- キャピラリ波
- 水滴
- 水柱
- 超音波振動子

[超音波ネブライザの主なメーカー]
アコマ医科工業／オムロン ヘルスケア／新鋭工業／トップ／TDK

3-12 CPAP（持続式陽圧呼吸療法）装置

呼吸

●睡眠時の気道に空気を送る

　いびきや歯ぎしりなどで十分な睡眠がとれず、仕事中に睡魔が襲ってくることで苦しんでいる人が増えています。簡易型睡眠評価装置（アプノモニタ→P.38）や、ポリソムノグラフィでこうした症状を睡眠時無呼吸症候群（SAS）と診断された人は、生活習慣の見直しを行うと同時に、適切な治療を受けることが必要です。中等症〜重症の睡眠時無呼吸症候群の治療は、CPAP療法が第一選択と言われています。

　CPAPの正式名は「持続式陽圧呼吸療法」と言います。装置本体からエアチューブを通して、鼻に装着したマスクに空気を送り込むことにより、気道を開いておき、寝ている間の無呼吸を防ぐという原理です。言い換えれば、睡眠時無呼吸症候群で気道閉塞をしている箇所に、空気の力が「添え木」となり呼吸を保つ働きをするということです。医療機関で医師の指導を受ければ、自宅で治療することも可能です。

●自宅使用でも保険適用が可能

　CPAPには、一定の圧力が出る固定CPAPと、自動的に圧力を調整するオートCPAPの2種類があります。CPAPの機器は、医療機関からレンタル方式で患者に貸し出されています。もちろん定期的な受診が条件ですが、自宅使用でも健康保険で治療を受けることが可能で、修理メンテナンスが必要な時は医療機関が手配をしています。

　固定CPAPの場合、適正な圧力を医師が設定する必要があるケースでは、患者は医療機関で1泊します。オートCPAPの場合は、機器が患者の呼吸状態やいびきなどに合わせた治療圧力を自動的に調整します。

　治療当初はなかなか鼻マスクに慣れず、睡眠に入りにくい人もいますが、最近の鼻マスクは、フィットするように様々な工夫がされており、つけたその日からいびきをかかなくなったという人も少なくありません。

●心筋梗塞や脳卒中などのリスクを抑える

　睡眠時無呼吸症候群は、単なる睡眠不足という障害ではなく、無呼吸による心筋梗塞や脳卒中を招く可能性のある危険な疾患です。以前、相撲界で、大乃国関がこの疾患を抱えたことで成績が急に落ちてしまったと言われています。もし、あなたがご家族に「最近いびきがひどい」、「歯ぎしりがすごい」と言われたら、一度「睡眠時無呼吸症候群」の検査を受けてみることも必要です。

【CPAP療法の問題点】
- マスクの周囲がかぶれることがある
- おなかが張る感じがする
- 乾燥する感じがする
- 停電時などに呼吸障害が考えられる
- 機器の不具合による人体への影響が比較的大きい
- 病院内で呼吸器感染症の患者に使用するときは、飛沫感染の恐れがある

図 3-12-1　CPAP装置と治療

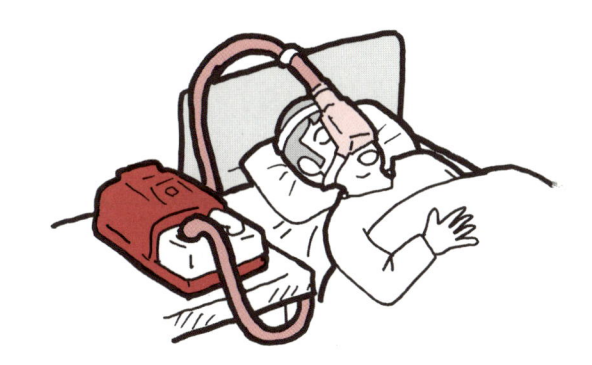

[CPAP装置の主なメーカー]
チェスト／フィリップス／メトラン／レスメド

3-13 ASV 装置

循環 呼吸

●心不全を改善するための人工呼吸器

　マスク式人工呼吸器を用いた ASV（Adaptive servo ventilation）は、心不全のリスク因子である中枢性睡眠時無呼吸（CSA）の有効な治療手段として注目されています。

　最近話題の睡眠時無呼吸症候群（SAS）の改善には、CPAP（持続性陽圧療法→ P.98）が有効ですが、中枢性の無呼吸症候群の治療には、その効果は不十分であるという報告があります。CPAP と ASV はともにマスクを装着させて空気を送り込むという療法ですが、その補助圧の加え方に差があります。

　ASV は患者の呼吸パターンを学習してそれに同調させた、なめらかな補助圧を送ることが出来ます。ASV 治療のアルゴリズムを図 3-13-1 に示します。慢性心不全患者には SAS をポリソムノグラフィ検査などで確認します。ポリソムノグラフィ検査とは、脳波、呼吸運動、心電図、いびき音、動脈血中の酸素飽和度などを調べるためのセンサーをとりつけ、一晩中連続して記録する検査です。検査の結果によって、閉塞型であれば CPAP を適用させます。中枢型であれば CPAP を試用して、効果がないときは ASV に切り替えます。

●マスクを使う非侵襲的な療法

　ASV 療法は、睡眠時にマスクを使い自宅などで、患者の換気量をモニタリングし、一呼吸ごとにサポート圧でコントロールするという仕組みです。直近 3 分間の平均換気量の 90％を目標値としています。

図 3-13-1　ＡＳＶ治療アルゴリズム

慢性心不全患者
↓
睡眠時無呼吸を確認
↓
ポリソムノグラフィ検査
↓
閉塞型 / 中枢型

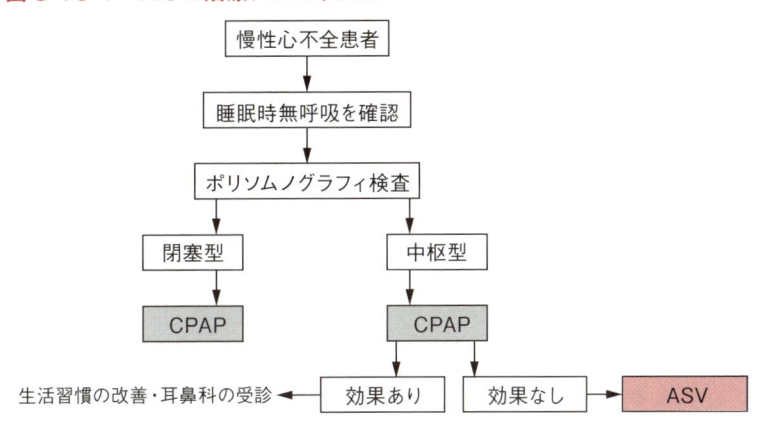

- 閉塞型 → CPAP → 生活習慣の改善・耳鼻科の受診 / 効果あり
- 中枢型 → CPAP → 効果あり / 効果なし → ASV

図 3-13-2　閉塞性と中枢性睡眠時無呼吸の比較

通常の呼吸状態 ／ 閉塞型睡眠時無呼吸 ／ 中枢型睡眠時無呼吸（CSR）

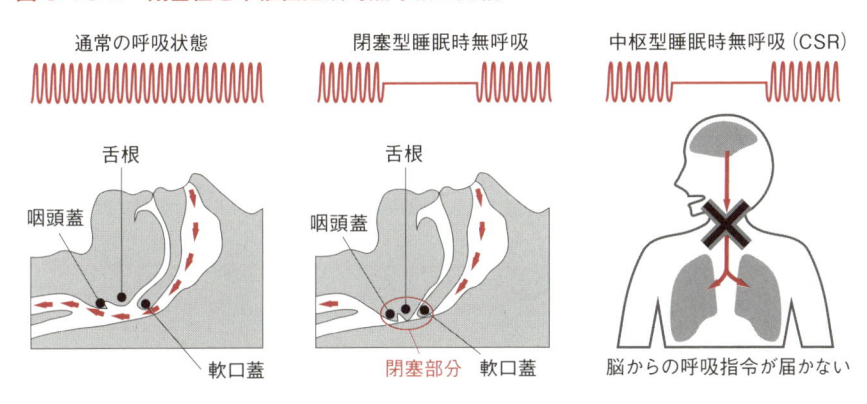

舌根／咽頭蓋／軟口蓋／閉塞部分／脳からの呼吸指令が届かない

図 3-13-3　ASV 装置

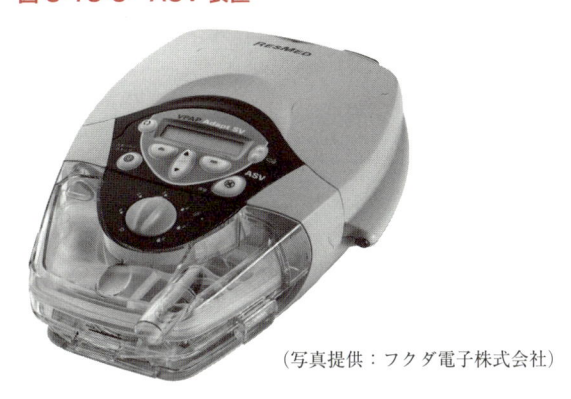

（写真提供：フクダ電子株式会社）

[ＡＳＶ装置の主なメーカー]
フィリップス / フクダ電子 / Hamilton Medical

3・処置の機器

101

🔔 歯科用X線装置　　　　　　　　　　　　　　　　　　歯科の機器

歯科の検査技術の向上

　歯科CTの放射線被爆量は被写体があごの周辺に限られるので、医科用のX線管の1/8という低水準で、身体に優しい検査法と言われています。一般医科用と違い、撮映は座ったままで10秒ほどで済み、画像は患者の前にあるモニタに写され、インフォームド・コンセントや治療にも大変有用です。また、X線を使わないMRIは歯科でも利用されています。医療のICT化が進む昨今、画像データとして患者カルテなどにも貼付けることが出来ます。

矯正歯科で威力を発揮－3D画像処理

　歯とあごの骨の位置関係は、矯正歯科においては重要なポイントとなります。従来のレントゲン写真は2次元のため、判読が困難でしたが、CTを使った3D映像処理技術で、鮮明な3D画像を得ることが出来て、歯茎の中に埋まっている歯や歯を支えている骨の状態、位置などの確認が可能となりました。さらにパノラマ撮影など技術の進化で、歯科の治療領域が拡大しています。

図3-C-1　歯科用小型CT装置

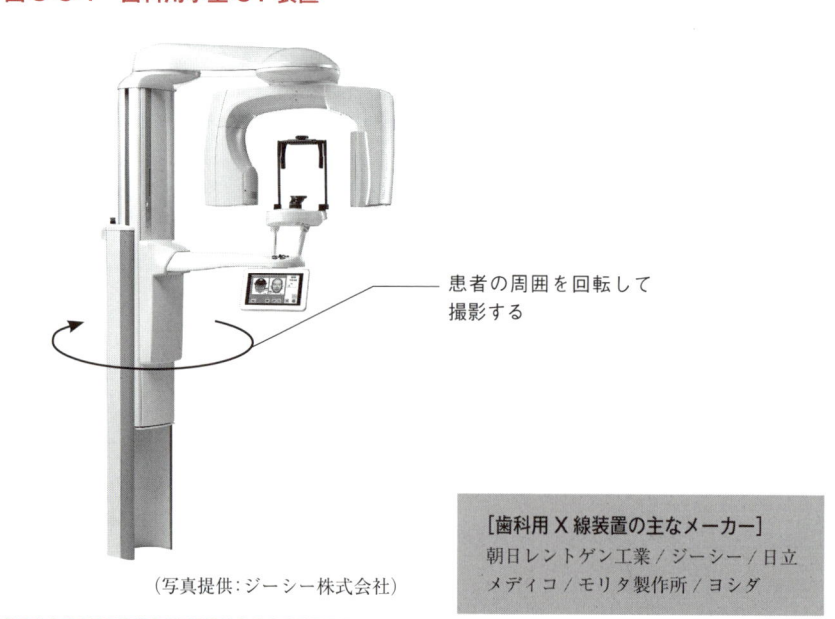

患者の周囲を回転して撮影する

（写真提供：ジーシー株式会社）

［歯科用X線装置の主なメーカー］
朝日レントゲン工業／ジーシー／日立メディコ／モリタ製作所／ヨシダ

第4章

手術室の機器

この章では主に手術室内で使われる機器を紹介します。
つまり関係者以外は普段、目にすることが少ない機器ですが、
手術室は医師の技術が一番発揮される部署であり、
また技術の進歩が一番反映されている病院の心臓部とも
言えるでしょう。

4-1 麻酔器

手術

●痛みや苦痛を感じさせずに手術・検査を

　麻酔器を使う吸入式の麻酔は、手術や検査をスムーズに進めるため、患者の中枢神経系の機能を薬やガスを使って鈍らせ、痛みや体の反射を起こさせない方法ですが、その他に静脈から静脈麻酔薬を投与する方法があります。麻酔には、局所の末梢神経の活動を抑え、痛みなどの感覚を失わせる局所麻酔と、全身の感覚を失わせる全身麻酔の2種類があります。
　吸入麻酔薬の種類はガス性の麻酔薬（亜酸化窒素）と揮発性の麻酔薬に大別されており、それぞれのメリットを生かして組合せて使用されています。

●酸素と亜酸化窒素の混合調整

　麻酔に使われるガスは、一般に笑気ガスと言われています。これは亜酸化窒素（N_2O）のことで、患者に吸わせると笑顔のような表情になることから、名付けられたと言われています。麻酔器の役割は、酸素と亜酸化窒素の混合気の濃度を必要な割合で調整することと、人工呼吸器との組み合わせで安全に患者の麻酔管理を行うことの2つです。揮発性の麻酔薬は通常液体なので、麻酔器には気化器が必要となります。
　麻酔器は、麻酔ガスを作る供給部と、患者に供給・循環させる呼吸回路部で構成されます。手術室に設置されている酸素・亜酸化窒素・空気などの配管設備の端末から、麻酔器の供給器にガスが取り込まれ、流量計、揮発性麻薬を気化する気化器を経て呼吸回路系に入り、吸気弁を通って患者に供給されます。患者の呼気は再び呼気弁を通り、カニスタ（二酸化炭素吸着装置）を経て循環されます。
　麻酔が効いている間、患者は意識がないので人工呼吸器を使って呼吸を維持させる必要があります。術後のガス麻酔による副作用（嘔吐感など）を避けるため、全身麻酔では麻酔薬を静脈へ投与する方法（静脈麻酔）も多く用いられています。

図 4-1-1　麻酔器

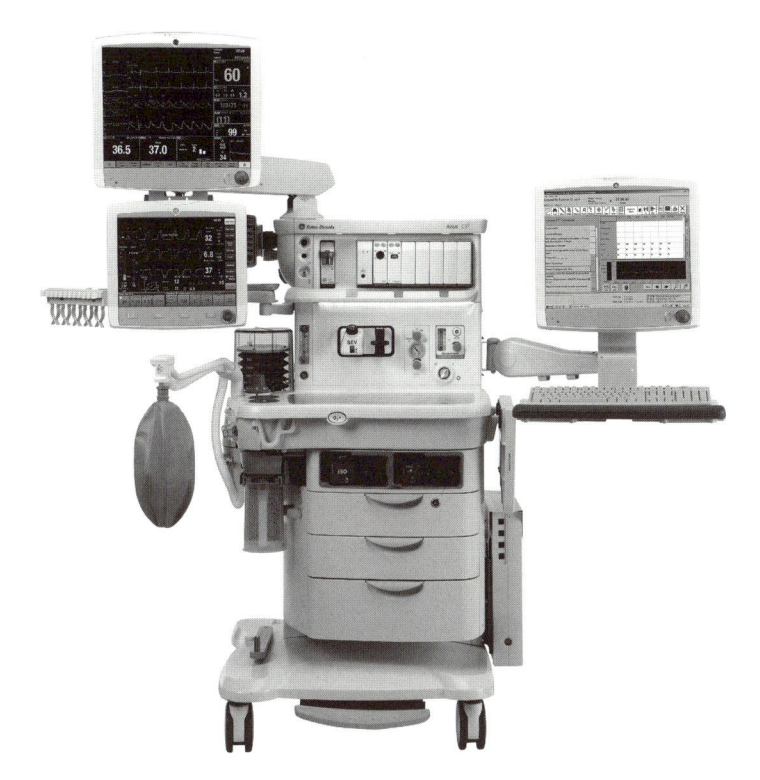

（写真提供：GE ヘルスケア・ジャパン株式会社）

図 4-1-2　麻酔ガスの供給・循環

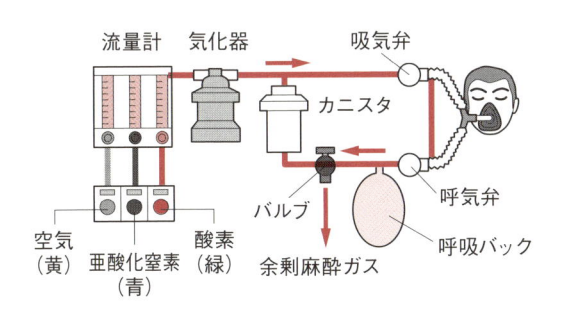

流量計　気化器　吸気弁
カニスタ
バルブ　呼気弁
空気（黄）　亜酸化窒素（青）　酸素（緑）　余剰麻酔ガス　呼吸バック

[麻酔器の主なメーカー]
アコマ医科工業 / エア・ウォーター防災 / 泉工医科工業 / GE ヘルスケア / フクダ電子

4・手術室の機器

4-2 麻酔深度モニタ（BISモニタ）

CCU ICU 手術

●術中の患者の覚醒度を数値で知る

　手術における麻酔は従来、麻酔科医の勘と経験を頼りに進められてきました。そのため、術中に患者が覚醒して大混乱になってしまうことも少なくなかったと言われています。

　術中の麻酔の状況をモニタリングする方法は、麻酔の方法によって異なります。吸入麻酔薬による麻酔では、呼気ガスモニタで患者の呼気中の麻酔薬濃度を測る方法が採られていました。しかし近年は、全身麻酔でも静脈注射という方法が多く採られているため、呼気ガスモニタでは、麻酔が脳の中枢に効いているのか分かりません。そこで登場したのが脳波をモニタリング出来る麻酔深度モニタです。

　麻酔の三要素は、鎮静、鎮痛、不動（動かなくさせる）と言われますが、この装置は脳波を測定し、BIS値という数値に換算して表示する鎮静度のモニタと言えます。この数値は麻酔深度モニタのほか、手術用の生体情報モニタでも表示されるものがあります。

●患者は頭部に電極端子を貼るだけ

　使い方は術前に、患者の頭部に電極端子を貼るだけで、通常の脳波検査と変わりません。ただし、電気メスの使用で筋電計からのノイズに影響されやすく、また、麻酔薬によって測定値に差が出たりするなど注意が必要です。術中、麻酔科医はこのモニタのほか、気道内圧計、低換気アラーム、高圧アラーム、酸素濃度計、麻酔による不動を筋弛緩モニタで見るなど様々な計器を見ながら、患者の全身状態を監視します。

　術中は図4-2-1にあるようにBIS値が51くらいで、手術終了後、患者が完全覚醒の状態になればこの数値が100となります。そのような状態になるまでICUなどで経過観察を続ける必要があります。

【BIS 値と鎮静／覚醒状態】
BIS 値
　　　100：覚醒状態
　80〜90：鎮静状態　覚醒の可能性あり
　70〜80：中度〜深い鎮静　強い刺激には反応
　60〜70：術中覚醒は低い
　40〜60：麻酔に最適な状態
　40以下 ：危険な状態

図 4-2-1　麻酔深度モニタ

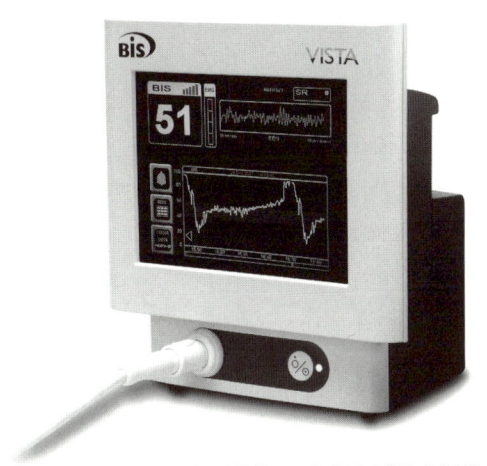

（写真提供：日本光電工業株式会社）

[麻酔深度モニタの主なメーカー]
日本光電（コヴィディエン）／
フクダ電子

●聴覚刺激で麻酔深度を測る方法も

　最近では、全く別の方法で麻酔の深度を測定する方法が開発されています。患者は耳にイヤホン、頭部に電極をつけ、イヤホンからの音による刺激で測った電位を波形と数値で表示します。小型で使いやすい機器なので、集中治療室でも患者の鎮静度を経時的に測ることが出来ます。

4-3 人工呼吸器

呼吸 ICU CCU ER 手術 病室

●呼吸不全には欠かせない装置

　急性、慢性を問わず、肺気腫や肺結核、気管支拡張症、間質性肺炎などの呼吸不全を伴う疾患では人工呼吸器の使用は欠かせません。肺での酸素と二酸化炭素の交換がうまく出来なくなると、循環器系や中枢神経系はもちろん身体の各臓器、筋などにもすぐに影響が現れます。自発呼吸が多少でも可能で、肺での換気が不足している場合は、人工呼吸器によってサポートする必要があります。

　人工呼吸法には、患者の鼻や口に密着させたマスクから空気を送る非侵襲的な方法と、気道に気管チューブを入れて空気を送る侵襲的な方法があります。

●非常用の電源確保など危機管理も大切

　人工呼吸器は主に吸気をサポートするように作られており、呼気は患者の自発によることがほとんどです。人工呼吸器の中に混ぜた圧縮酸素と圧縮空気を加温し、吸入しやすい状態にして患者の鼻や口に入れます。呼気は、院内感染などを防ぐためフィルタを通して細菌などを除去した後、器外に放出します。本体には患者の呼吸状態をモニタリングし、緊急時にアラームで知らせるモニタも備えています。

　人工呼吸器は患者の生死がかかる大切な装置なので、非常用予備電源の確保など、万が一の際の対策を講じておかなければなりません。

●人工呼吸器関連肺炎（VAP）も問題に

　集中治療室では気管チューブを患者の気道に挿入する方法がよく採られていますが、長期間の使用で気管チューブ内に分泌物が溜まり、そこに含まれる細菌で肺炎（VAP）を起こすケースも問題となっています。これを防ぐため、分泌物吸引ラインをつけた気管チューブも開発されています。

図 4-3-1　人工呼吸器

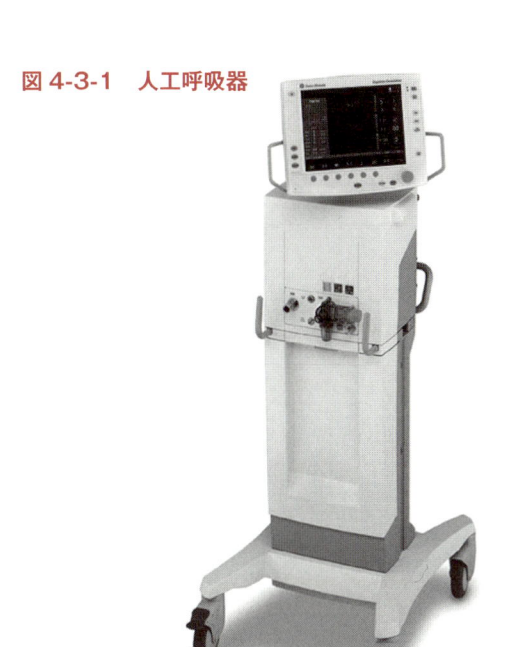

（写真提供：GE ヘルスケア・ジャパン）

図 4-3-2　人工呼吸器の原理

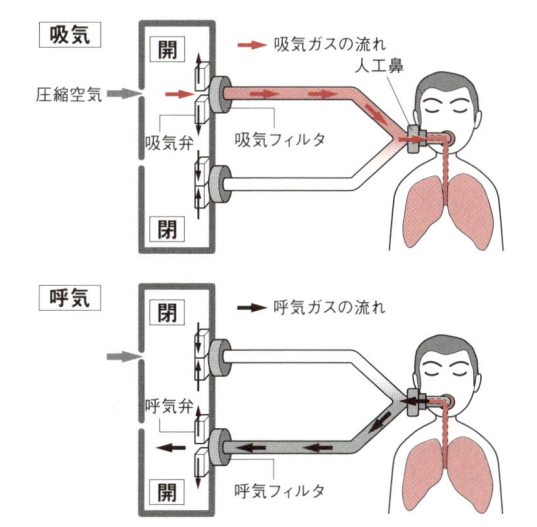

吸気
圧縮空気
開
閉
吸気弁
吸気フィルタ
吸気ガスの流れ
人工鼻

呼気
閉
開
呼気弁
呼気フィルタ
呼気ガスの流れ

図 4-3-3　分泌物吸引ライン

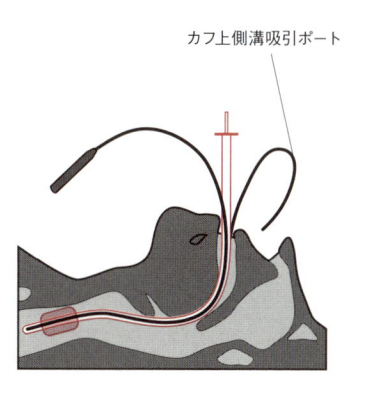

カフ上側溝吸引ポート

[人工呼吸器の主なメーカー]
アコマ医科工業／オリジン医科工業／コヴィディエン／フクダ電子／GE ヘルスケア

4・手術室の機器

109

4-4 人工心肺装置

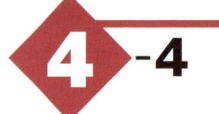

●手術をより安全に早く成功させるために

　内視鏡や腹腔鏡を使った手術が発達しても、心臓弁膜症や小児の先天性心疾患などの手術には血液循環があるため、それらの機器を使うことは出来ません。もちろん血液そのものも心臓手術の術者にとって視野の妨げになります。また心臓の筋肉が動いている状態では、繊細な手術をするため危険性も高まります。心臓手術を安全に行いたいというニーズに応える人工心肺装置を採用することで、手術の成功率も飛躍的に向上します。

●原理は簡単、実際はなかなか困難

　人工心肺装置は、体外循環によって血液循環とガス交換を行う装置です。手術の間、上大静脈と下大静脈から静脈血を吸引して脱血管を通して貯血槽に貯め、送血ポンプを使って人工肺へ送ります。人工肺では熱交換をしてPP（ポリプロピレン）の多孔質膜などを通し、二酸化炭素の除去と酸素を加え、送血管から身体の各部分へ行く大動脈に返します。

　通常、心臓からの血液は心臓を動かしている心筋にも供給され、心臓自体も動かしているので、心臓を止めている間、この心筋への送血も考えなければなりません。そこで心筋保護のために別回路を作り、心筋に心筋保護液という特殊な薬を注入することにより心臓の動きを一時的に止めることが出来ます。手術の間、心筋の温度を下げた、いわば冬眠状態にして保護します。

　手術終了後、心臓の動きを観察しながら徐々に体外循環から体内循環に戻していきます。心筋の動きに問題はないか、心肺各部に出血はないかなど様々なチェックを行います。

●MEの力が発揮される術野

　心臓手術時の人工心肺装置の操作、日々の保守管理を行っているのは、臨床工学技士（ME = Medical Engineer）と呼ばれる技師です。MEは、こう

した高度な医療機器の維持管理、操作などに精通し、医学知識を含め臨床工学的な知識、経験を活かして手術成功の鍵を握っています。

図 4-4-1　人工心肺装置

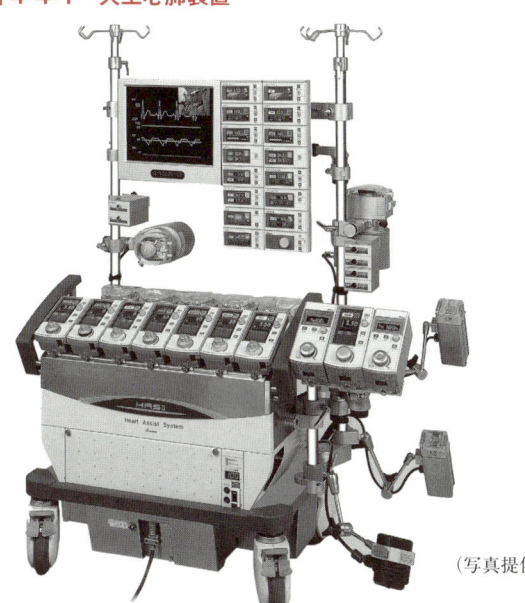

（写真提供：泉工医科工業株式会社）

図 4-4-2　人工心肺装置の原理

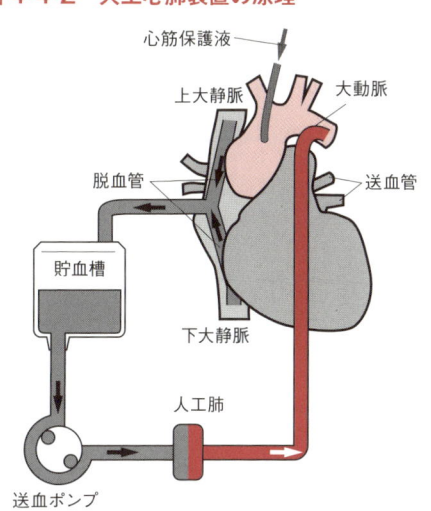

[人工心肺装置の主なメーカー]
コスモテック／泉工医科工業／ソーリン／テルモ／日本メドトロニック

4・手術室の機器

4-5 放射線治療ロボット（サイバーナイフ）

脳神　腫瘍　サイ

●放射線治療を高精度に、しかも身体にやさしく

　これまでの放射線治療は体幹部や頭蓋内、頭頸部のがんなど、幅広い部位に対して行われてきました。しかし、呼吸器系のがんでは、患者が呼吸するたびに患部が移動してしまい、患部のみへの照射が困難でした。また、がん細胞への照射で周囲の正常細胞にも放射線が当たってしまい、副作用が生じることが問題となっています。

　現在、数多くある放射線治療装置の中で注目されているのが放射線治療ロボット、サイバーナイフです。サイバーナイフは、アメリカの標的追尾の軍事技術とロボット技術を利用して、従来の放射線治療の問題をクリアしています。

　ナイフというとメスのように「切る」イメージがありますが、人工頭脳付きのナイフで腫瘍を切り取るかのように、放射線ビームを精密にがんに当てる放射線治療機器です。患者は服のままベッドに横になり、頭部の場合は患者個人ごとに作られた固定用マスクをつけて治療を受け、治療に痛みは伴いません。定位放射線治療ではガンマナイフなどもありますが、サイバーナイフは頭部を金属フレームで固定する必要がないことや、脳以外の疾患にも対応出来るなど、ガンマナイフの欠点を克服しています。

●装置は大きいが、動きは細かい

　サイバーナイフは、機器本体を設置する専用の放射線治療室と操作室が必要です。機器本体を構成する要素の名称は図4-5-1の通りです。ロボットアームが小型リニアックを内蔵したヘッドを患者の体の周りに運ぶことで、様々な角度から放射線ビームを患部に集中させることが出来ます。天井のX線源と床に埋め込まれた画像検出器で患部のX線画像をリアルタイムで取得し、その位置情報にもとづいてヘッドの角度を補正するため、照射のずれは1mm未満と非常に小さく抑えられます。肺がんは患者の呼吸に合わせて位置が変

化しますが、動く患部であっても追尾しながら治療が可能です。
サイバーナイフによる定位放射線治療は、1回約30分〜60分を1日〜5日間繰り返します。

【サイバーナイフの対象疾患】

- **頭蓋内の疾患**
  転移性脳腫瘍／三叉神経痛／髄膜腫／下垂体腺腫／脳神経腫瘍など
- **頭頸部の疾患**
  咽頭がん／舌がん／副鼻腔がんなど
- **体幹部の疾患**
  肝臓がん／肺がんなど

【サイバーナイフ治療のメリット】

- 治療期間が短い（場合によって外来治療も可能）
- 専用のマスクを装着し、ベッドで横になるだけ（痛みは全くない）
- 体幹部の病変に効率よく放射線を照射出来る

図 4-5-1　サイバーナイフ装置

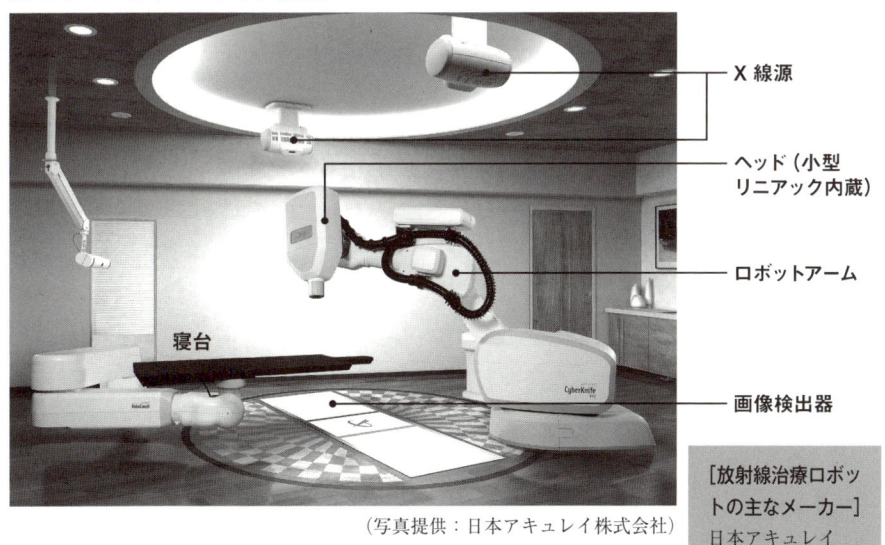

(写真提供：日本アキュレイ株式会社)

主な部位：
- X線源
- ヘッド（小型リニアック内蔵）
- ロボットアーム
- 画像検出器
- 寝台

［放射線治療ロボットの主なメーカー］
日本アキュレイ

4-6 手術支援ロボット

泌尿　腫瘍　消外　腹腔

● 21世紀は映像とロボット技術のコラボの時代

　もっと正確にしかも手術の傷を小さくすること出来れば、患者の負担を少なくし、入院期間も短くすることが出来ます。医療の現場のこのようなニーズに応えて開発されたのが各種内視鏡下手術です。この手術は小さな穴から内視鏡などを入れて手術をするため、従来の開胸開腹手術より、傷を小さくすることが出来ます。この画期的な手術をさらに支援する強力な助っ人がアメリカから上陸しました。それが手術支援ロボットです。

　手術ロボットと言っても、工業用ロボットのように全自動で手術を行うわけではなく、あくまでも術者の操作による手術支援ロボットという位置づけです。2000年から、日本全国の大学病院を中心に、一部の大規模病院などでも導入が進められており、公的保険が適用になった前立腺がん治療などで実績を積んでいます。

　手術支援ロボットは、操作を行う操作部、術者の手のように動くロボットアーム部、そして映像カートで構成されています。

- **操作部**：ロボット部につけられたカメラで、3D高精細の拡大映像を見ながら、組織や患部の細部まで見ることが出来ます。術者は2つのハンドルを操作して鉗子の動きなどをコントロールします。従来の腹腔鏡手術では手元の動きと鉗子などの動きが逆ですが、手術ロボットでは順方向で自然な操作が可能です。カメラには10倍のデジタルズームが搭載されており、血管細部の確認や神経温存術（摘出する組織の近くにある神経を出来るだけ残すこと）などに効果を発揮します。
- **ロボットアーム部**：ロボットアーム部は、鉗子用の3本のアームとカメラアーム1本の合計4本の腕をもっています。それぞれのアームには手ぶれ防止機能により人間が行う手術で問題となる手振れもなく、より正確に手術が行えます。アームには様々な鉗子が装着可能で、人間よりも可動範囲

が広い、手首のような関節があり切開や縫合まで、複雑な術式でもスピーティーに行うことが出来ます。
- **映像カート**：助手、麻酔科医、看護師、MEなど術者以外の手術チームのスッタフは、この映像モニタを見ながらサポートします。患者の全身状態は麻酔科医が担当し、術者に情報を伝えます。

【手術支援ロボットの対象疾患】
前立腺がん、食道がん、子宮がん、胃がん、直腸がん、肺がんなど

図4-6-1　手術支援ロボット

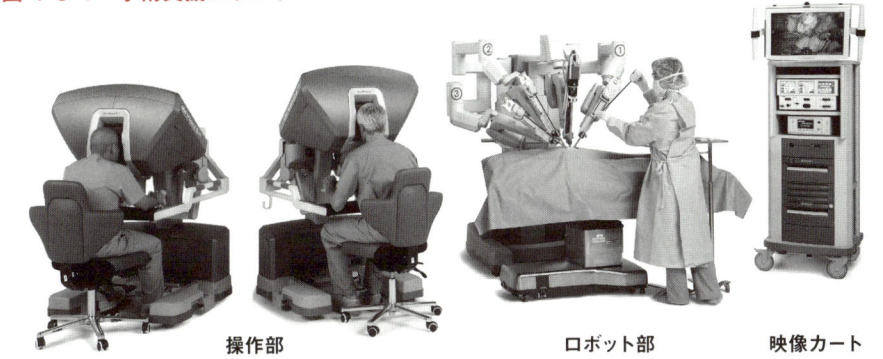

操作部　　　　　　　　　ロボット部　　　　映像カート

（写真提供：インテュイティブ・サージカル合同会社）

図4-6-2　ロボットアーム部

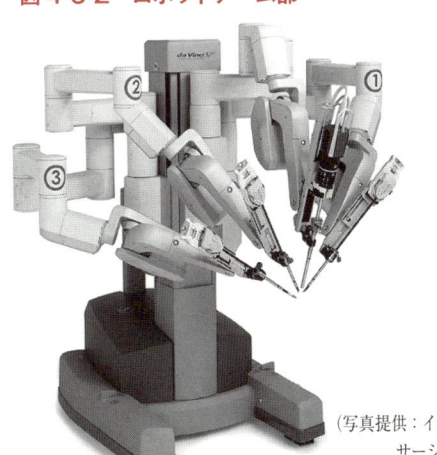

（写真提供：インテュイティブ・サージカル合同会社）

図4-6-3　手術支援ロボットが手術を行う様子

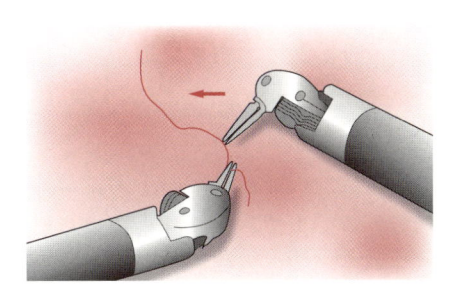

[手術支援ロボットのメーカー]
インテュイティヴ・サージカル

4-7 手術台、無影灯

●患者と術者の負担を軽減する手術台

　様々な機材がある手術室の中でも、「手術台」と「無影灯」はもっとも基本的な設備です。

　脳外科手術や心臓開胸手術など、長時間になる手術は患者や術者にとって大きな負担となります。負担を少しでも軽減するために、手術台にも様々な工夫がこらされています。患者の立場では、麻酔後に同じ体位を長時間続けると褥瘡の心配があります。術者を含めた医療チームにとっては、手術台の高さや、傾きを少し変えるだけで、疲労度は全く異なります。

　手術台のテーブルトップのユニットを交換することで、幅広い用途で使うことの出来るシステム手術台は専門性の高い手術に対応し、手術室稼働率の向上に貢献しています。例えば手術台の上を移動出来るCT装置と組合せた手術台では、術中に患者の移動を伴わずに手術室内でのCT撮影が実現します。また、整形外科領域で関節鏡視下手術に使われる手術台は、イスのような形状で、横倒れ防止のラテラル・サポートがついており、手術部位である肩が十分に露出する設計になっています。そのほか、患者をストレッチャーから手術台へ移動することのリスクを避けるため、搬送、手術、回復まで一台で済む搬送手術台も医療現場で活用されています。

●改良を重ねる無影灯

　内視鏡や腹腔鏡などの手術では、無影灯などの照明装置にも改良が求められてきています。光学技術の進歩によって、術者が無影灯の位置を変更した場合、自動的に照度を眩しさのない光量に調整出来る製品が開発されています。また、レンズ部にも改善が施され、コントロールパネルで手術部位との距離を予め段階的に記憶させておけば、その度に照明の焦点を合わせなくても自動に重点合わせます。近年、高画質CCDカメラを無影灯の中心に搭載して手術映像を公開したり記録する医療機関も増えています。

図 4-7-1　ユニット交換で各科に対応可能なシステム手術台

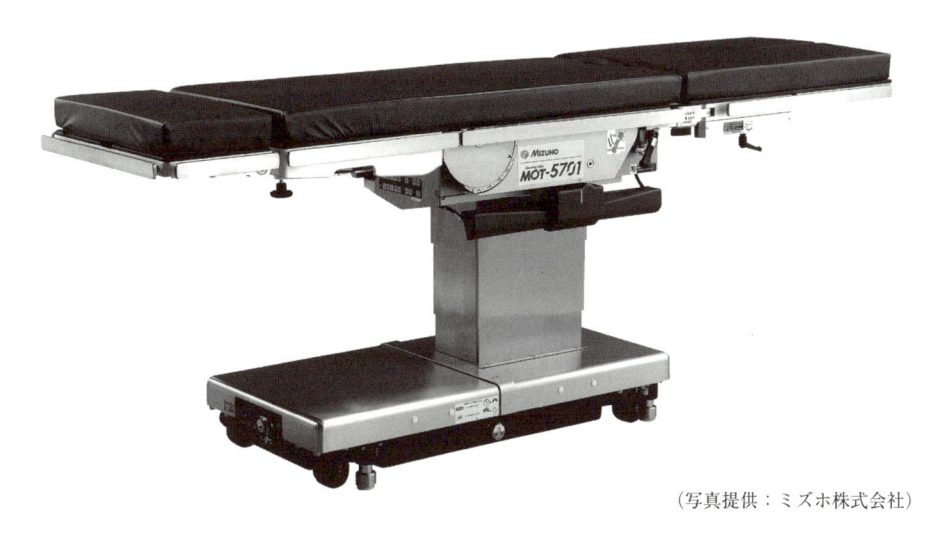

（写真提供：ミズホ株式会社）

図 4-7-2　無影灯

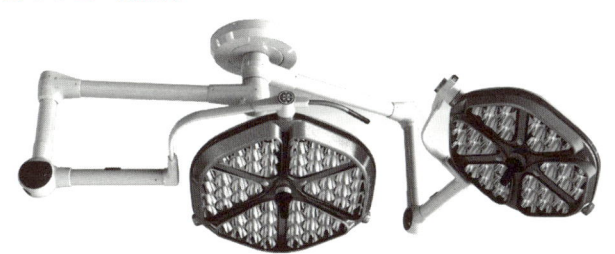

（写真提供：山田医療照明株式会社）

[手術台の主なメーカー]
セントラルユニ／タカラベルモント／竹内製作所／マッケ・ジャパン／ミズホ

[無影灯の主なメーカー]
アムコ／小池メディカル／セントラルユニ／美和医療電機／山田医療照明

4・手術室の機器

4-8 電気メスと超音波メス

●生体組織の出血を抑えながら切開

　手術では、メスなどを用いて患部を切開して治療・処置を行います。メスは手術になくてはならないものの一つです。従来は金属製のメスで切開を行うことで出血が多量にみられましたが、現在は電気メスなど手術用電気機器を使い、出血を抑えながら切開することが可能です。

　「電気メス」の正式名は「電気手術器」もしくは「高周波手術器」で、高周波電流の熱作用により人体組織の切開や止血を行います。高周波を使った電気メスは、手術部位に電気メスを当てて高周波を連続的に発生させます。

　メスを当てた組織の中を流れる電流によりジュール熱が発生しますが、電気メスが熱を持つことはありません。その熱が細胞を加熱して小さな爆発を起こさせて「切開」などを行うという原理です。

●電気メスのモード

　電気メスには切開モードと凝固モードの2つのモードがあります。切開モードは上記の原理により生体組織の「切開」を行います。その際、出血が起こります。切開には単極針電極のモノポーラー型が一般的です。凝固モードは、やや弱めの高周波を断続的に発生させることで組織の水分を瞬間的に蒸発させ、生体内のたんぱく質を一瞬で固まらせて止血を行います。出力を調整することで、同じ電気メスに切開と凝固（止血）の両方の機能を持たせることが出来るわけです。実際は、切開モードの中の「ブレンドモード」で止血しながら切るという方法が多用されています。また凝固にはピンセット型電極を持つバイポーラー型電気メスを使用することもあります。

●超音波メス

　超音波メスは白内障、脳腫瘍などの手術で活用される手術器具です。その原理は、メス先の超音波数の機械的な振動により血管・神経を温存しながら

腫瘍などの病変部を破壊するというものです。

　標的組織のみを破砕することが出来ますので、太い血管や神経、リンパ節など大きな組織を傷つけずに済みます。切除された標的の組織は、生理食塩水と混合され、メスの先端部から吸引されます。最近では、使いやすいコードレスの超音波メスも開発されています。

図 4-8-1　電気メスの２つのモード（モノポーラー型）

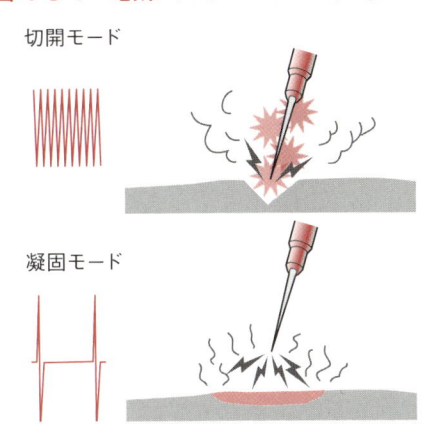

切開モード

凝固モード

[電気(高周波)メスの主なメーカー]
アムコ / オリンパス / コヴィディエン /
泉工医科工業 / 日立アロカメディカル

図 4-8-2　超音波メス

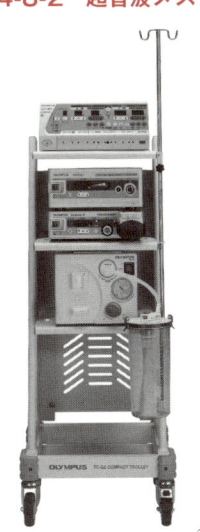

（写真提供：オリンパス
メディカルシステムズ株式会社）

[超音波メスの主なメーカー]
オリンパス / コヴィディエン /
日立アロカメディカル

4・手術室の機器

4-9 腹腔鏡

腫瘍 消化 産・婦 外科 整形 手術

●キズを小さく、身体への負担も軽く

　従来、胃や脾臓、胆嚢など消化管におけるがん摘出、虫垂（盲腸）切除、卵巣脳腫切除などの外科的治療は、開腹手術が一般的でしたが、カメラの高精細化や手術道具の開発などによって生まれた内視鏡（→ P.58〜61）がさらに進化し、外科的治療に応用された腹腔鏡下手術の導入が進んでいます。この手術は、腹部に開けた孔からカメラや手術器具を挿入して開腹せずに手術をする方法で、患者にとって負担が少ないことが特徴です。このようにカメラを体内に入れ、モニタを見ながら手術する方式を「鏡下手術」と呼びます。最近では整形外科などでも内視鏡下手術が行われています。

●高精細CCDカメラを搭載

　腹腔鏡にはCCDという超小型カメラと光源を搭載し、カメラからはフレキシブルチューブが伸び、外部のモニタに術野の映像を映し出します。最近では赤・緑・青計3つのCCDを搭載した高性能カメラも登場しており、より鮮明な腹腔内画像を見ながら手術を進めることが出来ます。

【腹腔鏡下手術のメリット】
・手術によるキズが小さく、整容的に優れている
・術後の痛みが少ない
・術後の回復が早く、歩行や食事が可能になるまで早い
・腸手術では術後の癒着が少ない
・切除の見落としが少なく、手術の精度が向上する

●術者はモニタを見ながら手術を進める

　腹腔鏡下手術は開腹手術と同様、全身麻酔下で行われます。腹腔内に炭酸ガスを注入し、膨らませた腹腔にスペースを確保して手術を行います。腹

部に5〜12mm程の穴を4〜5箇所開け、ポートと呼ばれる入口を作ります。腹腔鏡のほかに、専用の電気メス、鉗子、照明などさまざまな手術器具をポートから入れて手術を開始します。術者は、モニタ画面を見ながら器具を操作して患部の摘出や縫合などを行います。

●美容的にも優れる単孔式腹腔鏡手術

従来は、腹腔鏡用と手術器具用に複数の孔を開けることが必須でしたが、胆嚢摘出手術などに、一つの孔を開けるだけで手術する方法も開発されています。胆嚢手術の場合は、おへそに孔を作るだけなので術後は全くキズが目立たなく美容的にも優れています。

図 4-9-1　腹腔鏡手術用鉗子

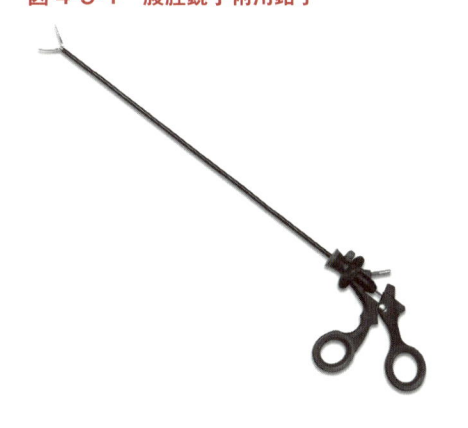

図 4-9-2　先端に CCD カメラを搭載したビデオスコープ

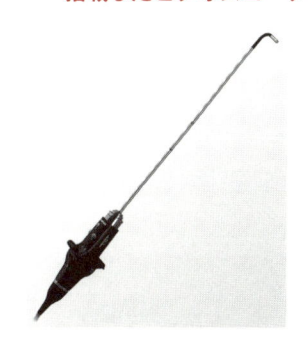

（写真提供：オリンパスメディカル
　　　　　　システムズ株式会社）

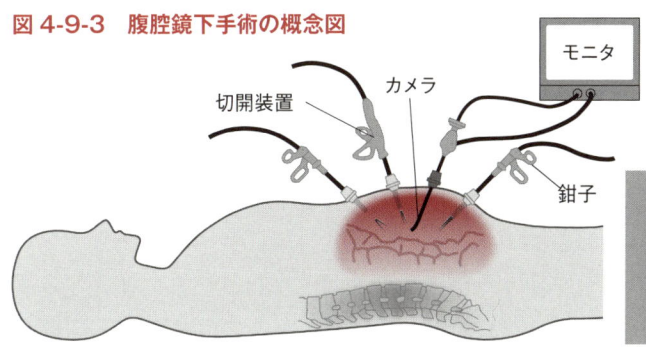

図 4-9-3　腹腔鏡下手術の概念図

切開装置
カメラ
モニタ
鉗子

[腹腔鏡の主なメーカー]
オリンパス／カールストルツ／コヴィディエン／日本ストライカー／HOYA

4・手術室の機器

4-10 心臓ペースメーカー

心臓 循環

●ペースメーカーは永遠に動く？

　人間の心臓は1日約10万回の鼓動を繰り返しています。右心房の上部にある洞結節という部位で毎分約70〜80回の電気的な信号を起こし、その信号が各心房心室に伝えられてカウント出来る心拍数となります。

　この信号を起す洞結節に問題がある場合や、洞結節から受け取った信号を心筋へ送る機能がうまく働かない場合には、脈は遅くなったり（除脈）早くなったり（頻脈）します。いわゆる不整脈と呼ばれる病態です。毎分40回くらいの除脈になると、めまいや意識消失などの症状が現れます。

　こうした症状を解消するために、ペースメーカーを使います。ペースメーカーは、除脈の信号をキャッチすると、適正な心拍数になるようにパルス信号（短時間に大きく変化をする信号）を心臓に送ることで、心臓のポンプ機能を補助するものです。つまり、ペースメーカーは心臓の代わりに機械的に脈を打ち続けているわけではありません。あくまでも患者の心臓の動きを捉えるセンサの機能と、心臓の動きに準じて信号を送る機能をもった電気装置なのです。駆動電源はリチューム電池が多く、その寿命は4〜8年程度です。

●ペースメーカーはどんなもの？

　ペースメーカーはパルス信号を送り出す本体（ジェネレータ）と、心臓に入れる電極（リード）で構成されています。最近ではかなり小型になり、約6mmの厚さで、重さはわずか20gほどです。

　手術では、通常大人の場合、鎖骨から2〜3cm下に局所麻酔をします。そこを5cmほど切開して鎖骨静脈に電極リードを入れます。術者はX線画像を見ながら電極リードを装置する心臓の場所を確認し、ペースメーカーの信号による障害が出ていないかチェックを行います。

　小児の場合や心臓の手術を受けた後の患者に対しては、腹部に植え込みます（図4-10-2）。ジェネレーターを皮膚の下のポケットに入れた後、切開部

を閉じて手術は終了です。

　ペースメーカーは、強力な磁場や電気に影響を受けやすい機器です。ペースメーカーを装置した場合、原則使用してはいけない家電やMRI及びCTなどの医療機器があるので、医師に問い合わせて十分注意する必要があります。また、IH調理器や低周波治療器など使用上注意する必要があるものや携帯電話などにも注意が必要と言われています。

●体外式のペースメーカーもある

　ペースメーカーには植え込み式のものだけでなく、救急用や植え込み手術を受ける前に装着する体外式のものもあります。

図4-10-1　MRIに対応したペースメーカー（本体）

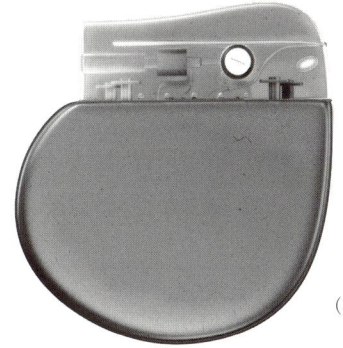

(写真提供：ボストン・サイエンティフィック
ジャパン株式会社)

図4-10-2　ペースメーカーの植え込み方法

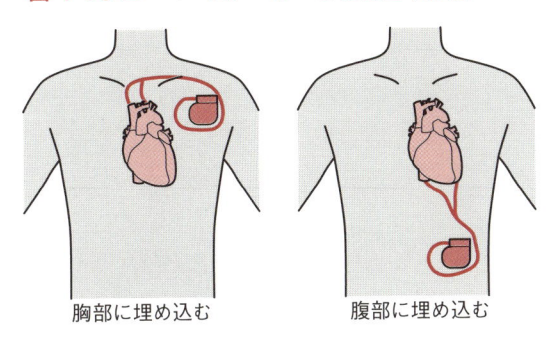

胸部に埋め込む　　　腹部に埋め込む

[心臓ペースメーカーの主なメーカー]
セント・ジュード・メディカル／日本メドトロニック／日本ライフライン／フクダ電子／ボストン・サイエンティフック

4-11 人工血管

循環　血管

●命を守る人工血管

　近年、再生医療の分野で、特に注目されているのが人工血管です。動脈に瘤が出来た場合、それを放置すると血管が瘤の部分で破綻し、死に至る場合があります。動脈硬化や慢性の高血圧が要因と言われている動脈瘤は、一旦瘤が出来てしまうと、内科的な治療法では取り除くことは出来ず、手術によって瘤を取り除きます。動脈瘤の部位によって、手術の方法は若干異なります。

　腹部大動脈瘤の場合は、腹部を切開した上、大動脈を露出させ、鉗子で血流を遮断して瘤を切り開き、人工血管を大動脈の健康な部位に縫い付けて人工血管置換術を行うのが一般的です。人工血管は動脈瘤手術の他に、人工透析や虚血性心疾患の治療などにも使用されています。

●パラシュートに秘密があった

　人体に入れる材料には生体への親和性が求められます。戦時中、パラシュート素材であるポリエステルを使った人工血管の移植手術が成功し、人工物でも生体に適合することが証明されました。その後、人工血管の素材開発が進められ、現在ではポリホステル繊維を編んだ布製、生体材料、合成高分子材料など様々な素材が人工血管に使われています。

図 4-11-1　大動脈瘤人工血管置換術

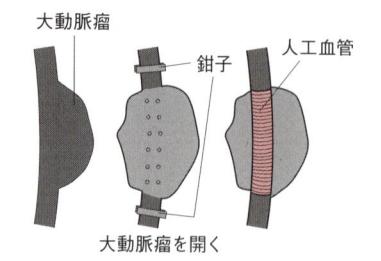

［人工血管の主なメーカー］
グッドマン／セント・ジュート・メディカル／テルモ／日本ライフライン／マッケ・ジャパン

4-12 ガイドワイヤー、カテーテル

脳外 心臓 血管

●身体に優しい血管内治療のために

　ガイドワイヤーは、細く柔らかい針金のような器具です。カテーテルは治療や検査に用いられる中が空洞になっている柔らかい管です。治療の際、一般的にはガイドワイヤーを先行させ、カテーテルを通して標的までガイドするのがガイドワイヤーです。

　心臓や脳などの手術で開胸、開頭手術が当たり前だった頃、ドイツ出身のヴェルナーフォルスマン医師が実験で自分の血管に細い管を通して、心臓まで到達させました。27年後に彼は、心臓カテーテル法の先駆者としてノーベル賞を受賞しました。患部までガイドワイヤー、カテーテルを到達させ、血管の内側から診断・治療する低侵襲治療法はいまや世界中で採用されています。

　心臓カテーテル治療以外にも心筋梗塞や狭心症などの診断の際、カテーテルで血管内部に造影剤を注入するために使用される血管造影カテーテル、沈着物などで狭くなった血管をバルーンで拡げるバルーンカテーテル、尿道から膀胱へと導入して排尿をサポートするための尿道カテーテルなど、カテーテルを使った治療や検査は多岐に渡ります。

4・手術室の機器

図4-12-1　ガイドワイヤー

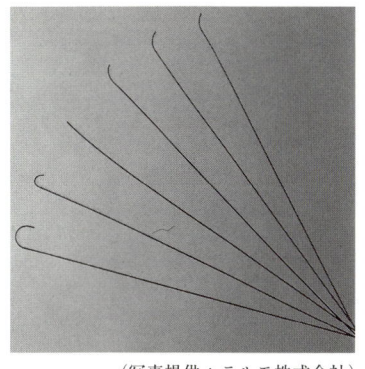

（写真提供：テルモ株式会社）

【ガイドワイヤーの特徴】
- 表面には臓器などを傷つけること防ぐため、摩擦抵抗が少ないコーティングが施してある
- 中心は合金で弾力性のある合金で折れ曲がりにくく復元性が高くかつ回転力が伝わりやすい
- 先端部は柔軟構造で血管内壁を守る

●心臓カテーテル治療（経皮的冠動脈形成術＝ PCI）

　心臓カテーテル治療は、狭くなったり詰まったりしている冠動脈を広げる治療法です。局所麻酔後、患者の手首や足のつけ根の動脈から直径1〜2mmのカテーテルを入れ、バルーンやステント、ロタブレータなどを冠動脈の狭窄部位や閉塞部位に送り込んでいきます。術者は、X線透視像や血管造影像などを見ながら手術を行います。

【カテーテルによる主な治療】
- **風船（バルーン）治療**：狭窄部をバルーンカテーテルで拡げる方法
- **ステント治療**：結果内の狭窄部位に金属製の網状の筒を留置して血管内部から拡げる方法
- **ロタブレータ治療**：ドリルのような特殊な器具をつけ、冠動脈内で硬くなった病変を削り取る方法
- **薬剤溶出性ステント治療（DES）**：ステントに血管閉塞を防ぐ薬剤を塗布し病変部に留置させる方法

図 4-12-2　血管拡張用カテーテル

（写真提供：テルモ株式会社）

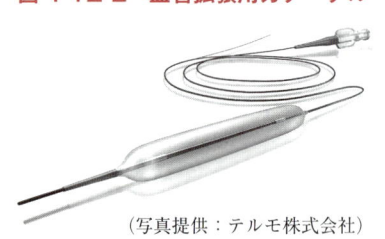

図 4-12-3　ステントによる心臓カテーテル治療

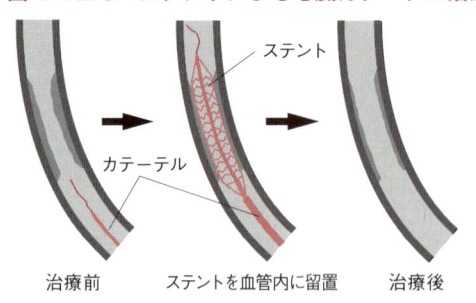

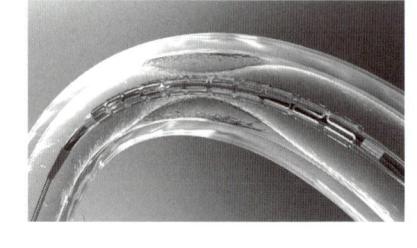

●大動脈内バルーンパンピング術（IABP）

　IABPは、心臓のポンプ作用が低下した患者に対し、心臓の働きを助ける補助循環法の一種です。バルーンカテーテルを太ももの動脈から下行大動脈に入れて胸部に留置します。体外の駆動装置が膨張、収縮を繰り返して行えば心臓への圧力を補助し、冠状動脈を通して心筋にも十分に血液を送ることが出来ます。心臓が拡張した時にバルーンも膨らませ、心臓周囲の血管や頭の血管に血液を送ります。また心臓が収縮するタイミングに合わせて、バルーンを萎ませて全身に血液を勢いよく送ることが出来ます。

　このIABPは、心臓病で救急救命センターに搬送される患者に、一時的に心臓のポンプの失調を助けて代行する時に行われることもあります。

図 4-12-4　大動脈バルーンパンピングの原理

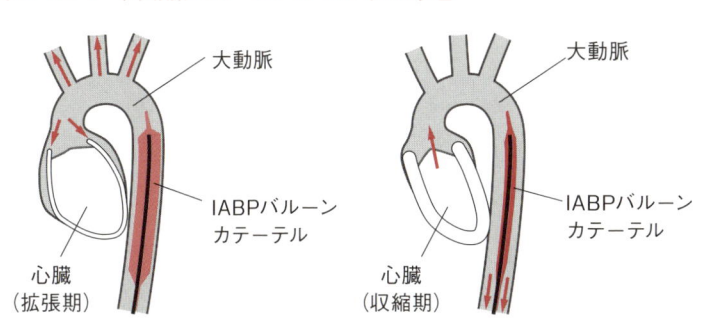

心臓が膨らんでいる時にバルーンが膨らむと、心臓のまわりの血管や頭の血管に血液を送る

心臓が縮んでいる時にバルーンが縮むと、全身に血液を送る

［カテーテルの主なメーカー］
朝日インテック／グッドマン／テルモ／日本メドトロニック／ボストン・サイエンティフィック ジャパン

［ガイドワイヤーの主なメーカー］
朝日インテック／アボットバスキュラー／セント・ジュード・メディカルジャパン／テルモ／日本ライフライン

⚠️ デンタルユニット

歯科の機器

歯科医とアシスタント、患者の動線を考えて

　デンタルユニットは、歯科診療の流れに沿い、各種装置の使いやすさを追求し、人間工学的に生み出されたものです。デンタルユニットには、給水管と排水管、照明さらに電気を使うハンドピース（→ P.152）や唾液、エアタービンの注水や痰などを吸引するサクション装置が組み込まれています。また鉗子、ピンセットなどのツールを置くドクターテーブル、映像モニタなど様々な装置もユニット化されています。

好みの角度などメモリ機能付きチェアも

　ユニットに必要な装置類は各社、大きな違いはありませんが、高齢の患者が乗り降りしやすいチェアの開発や、複数の歯科医師の好みの角度などを記憶する機能、患者の前にスピットン（鉢形状の排水トレイ）が回転してくるデザインなど、医師や患者の様々なニーズに応えられるような開発が行われています。

図 4-C-1　デンタルユニット

（写真提供：ジーシー株式会社）

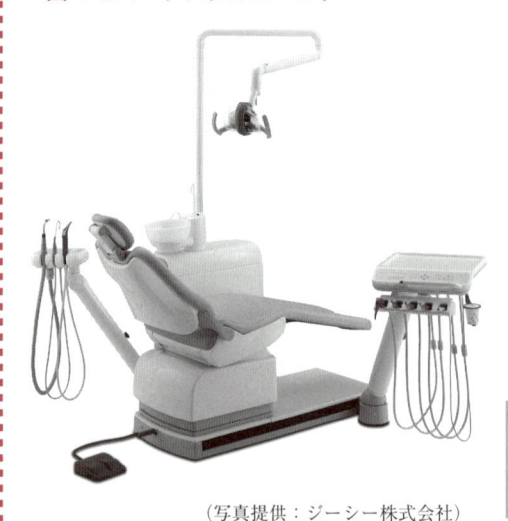

図 4-C-2　回転するスピットン

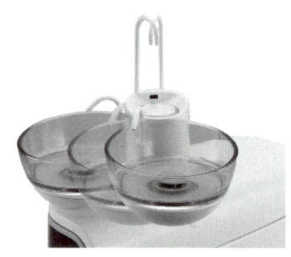

（写真提供：ジーシー株式会社）

［デンタルユニットの主なメーカー］
ジーシー / タカラベルモント /
モリタ製作所 / ヨシダ

第5章

集中治療室の機器

　集中治療室（ICU）は重篤な症状のある患者や手術後の患者の血圧、呼吸、酸素飽和度などの急変しやすい情報を24時間監視する院内施設です。近年は機器の小型化、コンピュータ利用などにより、病室でも患者の管理が可能となりつつありますが、病院での重要な施設であることにかわりはありません。目的によって脳卒中集中治療室（SCU）、新生児集中治療室（NICU）などが別にある病院もあります。

5-1 生体情報モニタ

手術 ICU CCU ER ナース 病室

●病態の急変を知らせる大切な役目

　手術室中の患者の生体情報は様々な方法でチェックしています。各種の数値や経時的な情報は、この生体情報モニタによって術者や手術チームに共有され、緊急時にはアラーム音で知らされます。

　情報は緊急度に合わせてモニタに色分け表示され、視認性の良い画面デザインが施されています。また近年、生体情報モニタのアラーム音の鳴りすぎにより、医療従事者の感覚麻痺が原因となる医療事故が多発しています。これを受け、電極のずれや雑音、雑信号の低減などを図り、「鳴りすぎないアラーム」への改良も行われています。最近の手術室は、内視鏡装置や人工心肺装置など大型の装置導入の影響でかなり手狭になっており、生体情報モニタの小型化と表示の視認性の良さが同時に求められています。さらに術中の麻酔情報も表示出来る生体情報モニタは、麻酔医の負担軽減にも役立っています。

- **ベッドサイドモニタ**：生体情報モニタは、手術室のほか、ICU、救急救命室にも設置されています。そのほかにも、病室用のベッドサイドモニタなど様々ありますが、表示する内容はほぼ同様です。
- **セントラルモニタ**：大規模な病院のナースステーションには、患者管理のための集中型生体情報モニタもあります。患者のバイタルサインを有線もしくは無線で収集表示し、緊急時にはアラーム音で警告する機能を搭載しています。

【表示される情報】

- 心電図
- 心拍数
- 呼吸数
- 血圧
- 脈波
- 動脈血酸素飽和度（SpO$_2$）
- 呼吸曲線
- 体温など

図 5-1-1　生体情報モニタの表示

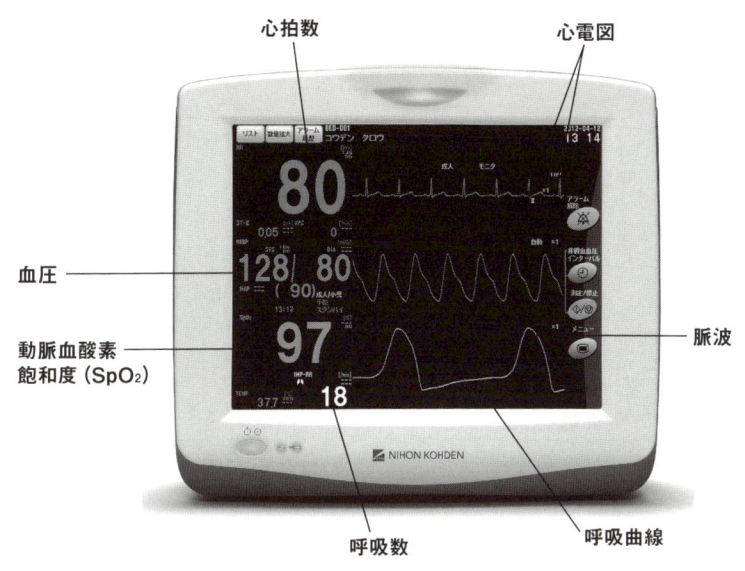

心拍数
心電図
血圧
動脈血酸素飽和度（SpO$_2$）
脈波
呼吸数
呼吸曲線

（写真提供：日本光電工業株式会社）

図 5-1-2　最大 32 人の生体情報を表示するセントラルモニタ

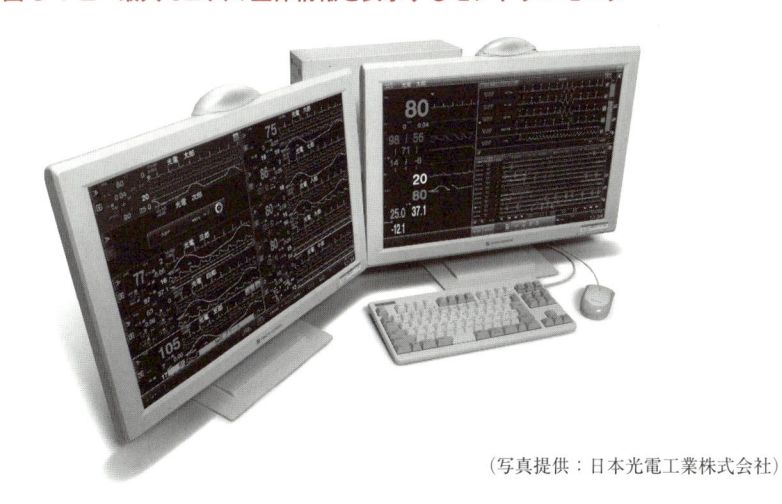

（写真提供：日本光電工業株式会社）

[生体情報モニタの主なメーカー]
オムロンコーリン／日本光電工業／フィリップス／フクダ電子／GE ヘルスケア

5・集中治療室の機器

5-2 低体温療法装置

CCU ICU ER

●体温を下げることで酸素消費を抑える

　救急車で搬送されてきた心肺停止患者は、心肺蘇生術により自己心拍が再開しても、そのまま意識も戻って状態が安定していくとは限りません。心室細動などによる心機能の低下により、脳の機能も大きく阻害されると、患者が危険な状態であることに変わりはありません。そこで注目されているのが低体温療法です。この療法は虚血状態にある組織に血液の灌流があると、毒性物質が生まれることで起きる障害を防ぐ効果があると言われています。人工的に体温を32～34℃に低下させ、12時間～24時間にわたり、人為的に脳機能と代謝機能を低下させ、酸素の消費量を減らすことで頭神経細胞が保護されると言われています。

●低体温療法の流れ

　この療法を始めるタイミングは、いくつかの報告があり、今のところ明確ではありません。しかし、一般的には6時間以上経過している心肺停止患者には効果が見られないと言われています。

　冷却方法は、ジェルを使ったパッドやブランケットを身体の各部に当てる方法や、頭部に特別の冷却ヘルメットを被せる方法、血管内に温度管理された生理食塩水を循環させ、熱交換で体温を下げる方法などがあります。

　この装置を使って自動的に温度管理を進め、低体温にしている間、食道や肺動脈などで常に深部体温をチェックし、また呼吸の管理や心電図チェックなども行います。低体温療法開始から12～24時間後、この装置により復温を開始します。ここでも深部体温の厳重なチェックは欠かせません。

　この療法はまだまだ開発途上であり、エビデンスが豊富とは言えません。今後、データが蓄積され、ガイドラインなども整備されてくることが期待されています。

図 5-2-1 低体温療法装置

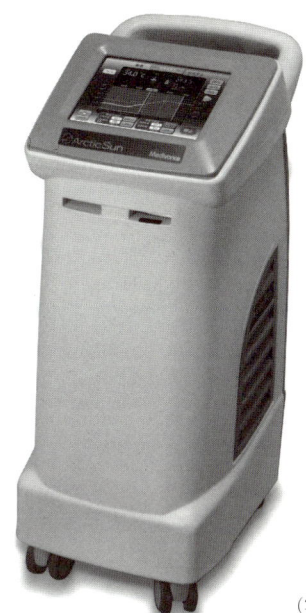

(写真提供：アイ・エム・アイ株式会社)

【絶対禁忌】
- 脳出血
- 外傷性心停止
- 薬物の過剰摂取による心停止
- 34℃以下の偶発性低体温症など

【相対禁忌】
- 凝固能異常
- 補液や昇圧剤でもコントロール出来ない低血圧症など

[低体温療法装置の主なメーカー]
アイ・エム・アイ(CR Bard) /
旭化成ゾールメディカル / ゲイマーインダストリーズ / 大研医器

5-3 深部体温計（深部体温モニタ）

ICU　CCU　手術

●より正確な検温が必要な ICU

　集中治療室では、心拍数、呼吸数、血圧、体温などの様々なバイタルサインの変動をチェックすることが大切です。体温測定は、患者の状態を管理する指標として古くから行われてきました。

　体温は、外部の環境によって変化する「外層温度」と、生命維持に欠かすことの出来ない臓器の働きに必要な「深部体温」（核心温度）の2つに大別されます。私たちは日頃、口や脇の下で体温を測りますが、これは外層温度を測っています。手術を受けた後に、患者の体温は人工心肺装置からの血液や、開腹、開胸などの影響で、低体温になる傾向があります。そのため、重篤な疾病を診る集中治療室は患者の生命維持や血行動態を知るための体温管理が重要で、外部環境からの影響の少ない深部温度をより厳密に測る必要があります。この深部体温計は、連続的な測定が可能なので、手術や病気、創傷の回復を経時的、数値的に観察出来ます。

　本来、直腸や食道などで体温を測ることが必要でしたが、最近では熱流補償法という方式を使って非侵襲的に深部温度に近い数値を測定する方法が採られています。この方式の深部体温計は2つの温度センサ（サーミスタ）とヒータからなります。2つの温度センサで体表面温度とヒータ温度を測りながら、温度差が0に近づくようにヒータの温度を上げることで、深部体温と同等な体表面温を推し測るというものです（図5-3-2）。

●耳でも深部体温の近似値が測れる

　耳でも深部体温に近い数値を測ることが出来ます。赤外線を鼓膜に当て、高速で測定出来るので、体位を変えることが出来ない重症患者に対して、深部体温の測定に使われています。

図 5-3-1　深部体温計（深部体温モニタ）

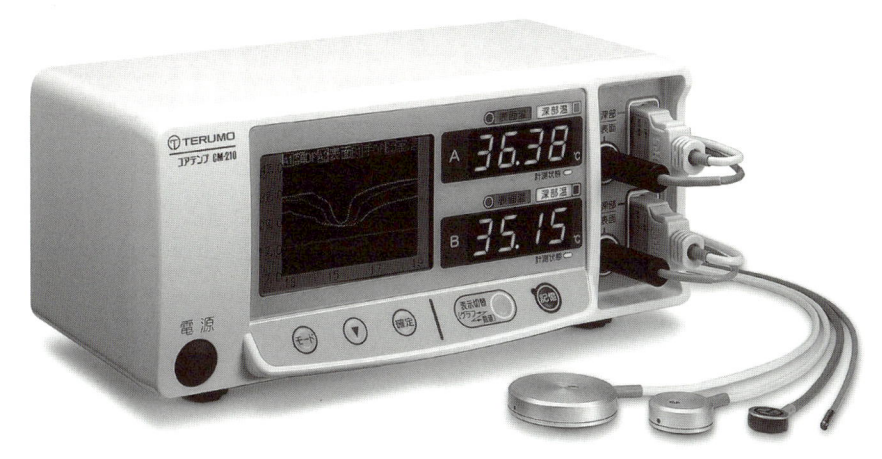

（写真提供：テルモ株式会社）

図 5-3-2　深部体温計感温部の断面

断熱材　サーモスタット　サーミスタ2　ヒータ　アルミニウムブロック

サーミスタ1

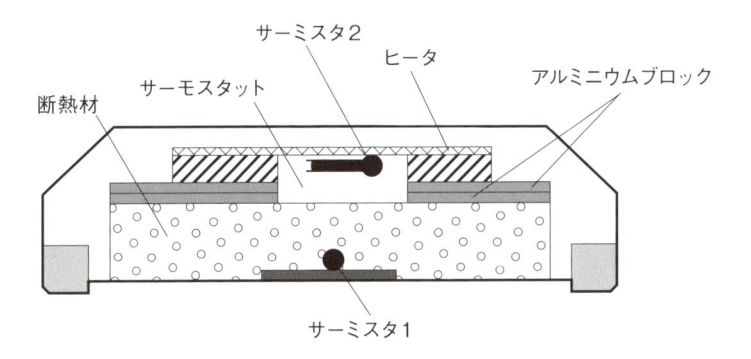

図 5-3-3　耳式体温計

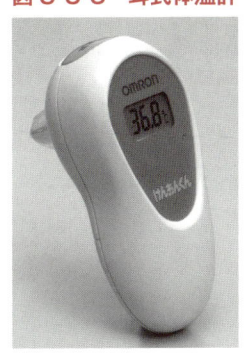

（写真提供：オムロン ヘルスケア株式会社）

[深部体温計の主なメーカー]
オムロン ヘルスケア / テクノサイエンス / テルモ / ニプロ

5・集中治療室の機器

5-4 輸液ポンプ、シリンジポンプ

ICU CCU ER 病室

●正確にかつ持続的に薬剤を注入するために

　一般に多量の輸液を患者の静脈に注入する時は、病院でも良く見る点滴台からのポンプを使わない点滴（フリーフロー）で行いますが、昇圧剤、降圧剤、高濃度カリウム剤など厳密な量を投与する時や、鎮静剤、抗がん剤など、同じ速度で持続投与が必要な時には輸液ポンプを使用します。また、より正確な量での注射を求める場合は、「微量に輸液すること」を得意としているシリンジポンプの使用が望まれます。

　輸液ポンプは、モータでチューブをつぶし薬液を送り出す方法が採られ、シリンジポンプはモニタで注射器を押す「押しスライダー」で薬液を送り出します。共に薬剤などの流量をあらかじめ設定し、それに従って薬剤を送り出します。流量異常や気泡、液切れ、電圧低下などを知らせるアラーム機能が備わっています。

●輸液ポンプ

　輸液ポンプには、流量制御型と滴下数制御型の2種類があり、ICUでは主に流量制御型が使用されます。使用する前に、あらかじめ流量（単位時間あたりの注入量）と予定量（投与総量）を設定する必要があります。輸液する時には輸液ポンプのほか輸液セット（薬剤バッグから注射針までのチューブの回路）も使用します。輸液セットには様々な仕様があり、輸液ポンプに合った輸液セットを使うことが大切です（図5-4-2）。

●シリンジポンプ

　10CC以下の少量の薬剤を正確に持続投与する時に使用します。シリンジ（注射器）の押子を押し、設定した用量の薬剤を持続的に輸液ポンプよりも正確に注入します。

図 5-4-1　IT 機能を搭載し省スペースで使えるスマートポンプ

図 5-4-2　輸液ポンプ

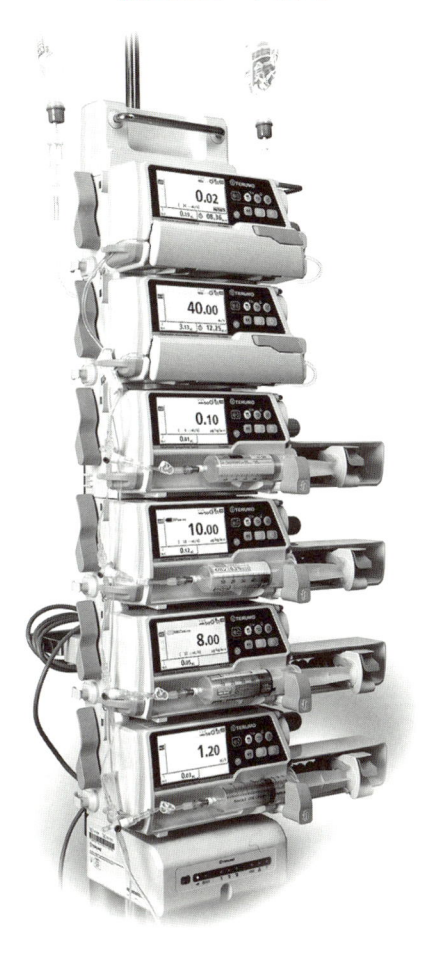

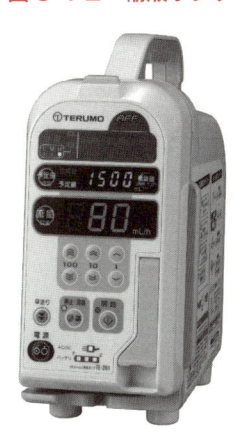

図 5-4-3　シリンジポンプ

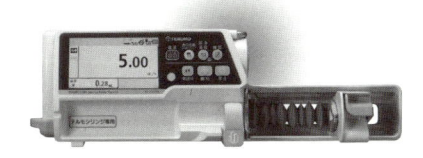

図 5-4-4　輸液セット（ポンプ用）

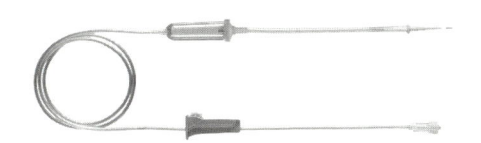

（写真提供：テルモ株式会社）

[輸液ポンプ、シリンジポンプの主なメーカー]
川澄化学工業 / 高砂電気工業 / 大研医器 / テルモ / トップ

5・集中治療室の機器

5-5 パルスオキシメータ

循環 呼吸 検査 病室 手術 ER ICU CCU

● SpO₂ は新しいバイタルサイン

　体温、血圧、脈拍、そして今や新しいバイタルサインとして注目されているのはSpO₂（動脈血酸素飽和度）です。SpO₂は動脈を流れる酸素を運搬しているヘモグロビン（赤血球の中にあるタンパク質）の割合を示す数値です。術中術後はもちろん、病室でも定期的に測定され、記録されています。SpO₂と脈拍数を測るパルスオキシメータは救急車や救急救命センターなどにも置かれ、在宅診療でも大活躍しています。

　発光部と受光部（センサ）で構成されるパルスオキシメータのプローブを指先や耳などに付けます。発光部から、赤色光と赤外光の2つの光を指などに当て、動脈血を見、その吸光度から酸素飽和度を計算します。

　酸素を運んでいるヘモグロビンは赤い色をあまり吸収しませんが、酸素と結合していないヘモグロビンは赤い色を吸収します。この特性を利用し、ヘモグロビン全体に対する酸化ヘモグロビンの割合を算出します。この値が低ければ、酸素が体内に十分に輸送されていないことを示します。つまり肺や心臓の疾患、もしくは貧血などが示唆されるということです。SpO₂値は常に99%近くを維持する必要があります。

●日本発のテクノロジーの輝き

　動脈血酸素飽和度はこれまで、検査のたびに採血して測定していました。しかし今では、センサ技術の発展と共に、小型化したパルスオキシメータが臨床の現場になくてはならないものとして急速に普及してきました。

　1940年代、イヤーオキシメータという耳たぶに挟む方式が海外で開発されましたが、センサ部分が大きすぎることや事前に耳たぶを温めなければならないなどの理由でなかなか普及しませんでした。パルスオキシメータは1974年日本のメーカーのエンジニアが、動脈は拍動することをヒントに、指先タイプのメータを開発し製品化したものです。

● SAS（睡眠時無呼吸症候群）の診断にも有用

　SASの最重症患者の運転事故は健常者の2.5倍と言われます。パルスオキシメータはこのSASのスクリーニングにも使われています。メモリー付きのパルスオキシメータを装着して睡眠時のデータを収集します。

図5-5-1　パルスオキシメータの原理

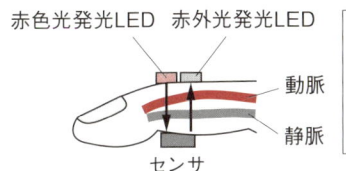

赤色光発光LED　赤外光発光LED
動脈
静脈
センサ

赤色光は赤いヘモグロビンを通過しセンサー値が上がる

赤外光は赤くても黒っぽくても（酸素と結びつかない元の色）変化なく通過する

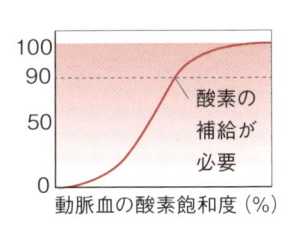

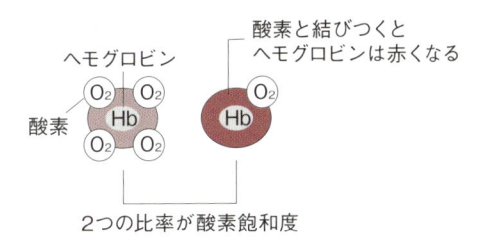

動脈血の酸素飽和度（％）
酸素の補給が必要

ヘモグロビン
酸素
酸素と結びつくとヘモグロビンは赤くなる
2つの比率が酸素飽和度

図5-5-2　指タイプのパルスオキシメータ

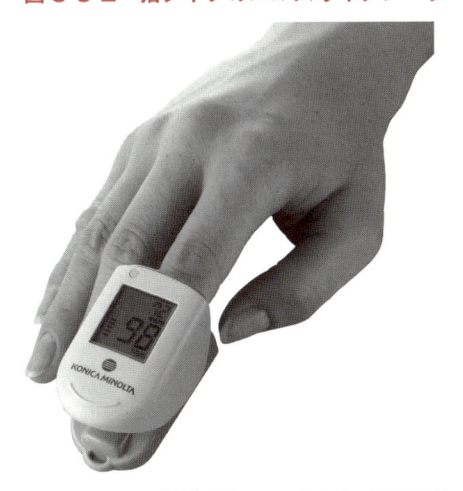

（写真提供：コニカミノル株式会社）

[パルスオキシメータの主なメーカー]
エヌエスディ／オムロンコーリン／
小池メディカル／コニカミノルタ／
日本精密測器

5-6 除細動器（カウンターショック）

循環 心血 ICU CCU ER

●脳梗塞を起こす原因ともなる心臓の細動

不整脈の一種である心臓の細動は、医学的には「頻脈性不整脈」と呼ばれ、死に至る危険な症状です。心室細動で生じた血栓が脳へ移動すると、脳梗塞を発症する恐れがあります。こうした脳梗塞を「心原性脳梗塞」と呼び、高齢者の脳梗塞の約3割がこれに当たると言われています。

心室細動や心房細動時の心電図波形は正常時と比べ、R波（心室が収縮するときの電気の流れ）の間隔がまちまちで、P波（心房の興奮時に生じる波形）はよく検出出来ず、基線（T波終わり～P波始まり）が乱れているのが特徴です（図5-6-1）。

●救急救命室や集中治療室にも整備

1962年以前の除細動器は交流式でしたが、現在ではより効率が良く、心筋に与える影響が少ない直流式除細動器が救急救命センターや集中治療室などに配備されています。

最近話題のAED（自動体外除細動器→P.162）もこの直流除細動器の一種です。除細動器は医師専用で、AEDは緊急時一般市民が医師法違反にならずに使える除細動器です。このほか、救急車に搭載され、救急救命士が主に使う半自動除細動器もあります。

●植え込み型除細動器（ICD）

植え込み型除細動器（ICD）は不整脈を起こす危険性の高い人の体内に植え込んで治療を行います。心拍数が異常に早い時、ICDはそれを自動的に検知し、電気ショックを与えることで正常な拍動を取り戻させます。しかもICDに記録した脈拍や電気ショックの経過などの情報は、体外から取り出すことが可能です。

ICDはペースメーカーと同様、基本的に鎖骨下の皮下ポケットに植え込

みます。植え込む手術は通常、全身麻酔下で行われ、手術後は細動を起してみることで除細動器の動作を確認します。植え込み後は強い電磁波の影響を受けやすいので、電磁波の発生下の環境を避ける必要があります。

図 5-6-1　心房細動時の心電図波形

心電図の基本波形

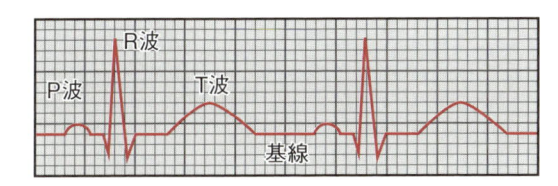

心房細動の波形

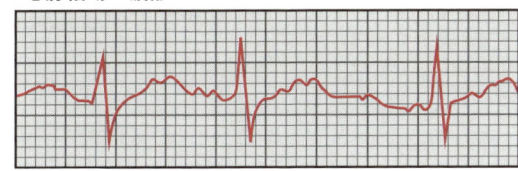

図 5-6-2　除細動器

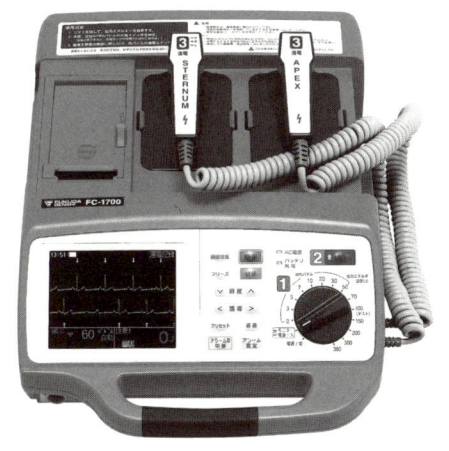

（写真提供：フクダ電子株式会社）

図 5-6-3　植え込み型除細動器（ICD）

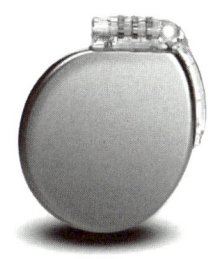

（写真提供：ボストン・サイエンティフィック
ジャパン株式会社）

[除細動器・植え込み式除細動器の主なメーカー]
セント・ジュード・メディカル／日本メドトロニック／日本ライフライン／フクダ電子／ボストン・サイエンティフィックジャパン

5-7 分娩監視装置

●胎児の心音で産婦も安心

　胎児にストレスを与えないで検査する分娩監視装置は、感圧センサと超音波センサを利用して心拍数、胎動、子宮収縮の状態を調べる装置です。従来、胎児のモニタリングは間歇的聴診法（AUS）によって行われてきましたが、1960年代アメリカで実用化された分娩監視装置による持続的測定法（EFM）が急速に世界に広まり、現在分娩管理に欠かせない胎児モニタリング法となっています。

　お母さんと赤ちゃんの状態を看護師がいつでもチェック出来るように、陣痛室や分娩室だけでなく病室でも分娩監視装置を設置し、産婦の陣痛のタイミングや、産婦の血圧データ、胎児の心音や心電図などのデータをナースステーションに送ります。分娩監視装置は分娩時だけでなく、妊婦健診や切迫早産で入院中にも装着します。

　使用する際、妊産婦のお腹にベルトで陣痛計と心拍計の2本のセンサを固定して測定します。そのセンサはトランスデューサと呼ばれており、陣痛を測るトランスジューサと、胎児の心拍数を測る超音波トランスデューサの2本です。

　測定したデータはモニタに表示され、さらに内蔵プリンタでグラフ化して出力されますので、複数のスタッフでの確認も出来ます。モニタ画面には、胎児の心拍数、陣痛の周期、陣痛の強度などが表示され、分娩の目安に使われます。測定した結果を別の大型モニタに出力し、周産期医療チームで同時に見ることも可能です。グラフ化されたデータを見て、胎児の心拍数などが下がり、動きのない状態などを把握した場合、胎児の危険な状態をいち早く発見することも出来ます。

図 5-7-1　分娩監視装置

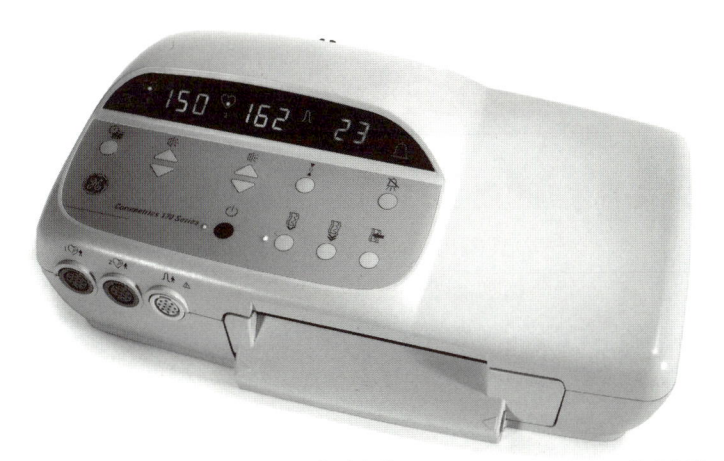

（写真提供：GE ヘルスケア・ジャパン株式会社）

図 5-7-2　陣痛用のトランスデューサ

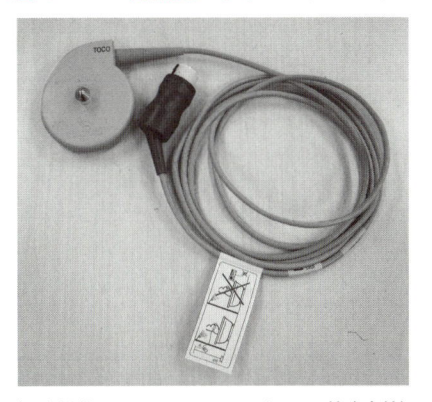

（写真提供：GE ヘルスケア・ジャパン株式会社）

5・集中治療室の機器

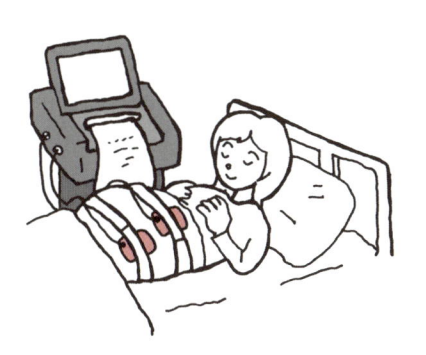

［分娩監視装置の主なメーカー］
アトムメディカル / コア・ウォーター / トーイツ / GE ヘルスケア

5-8 保育器（新生児ウォーマ）

産・婦　NICU

●少子化を改善する周産期医療

　21世紀に入ってから、女性の高齢出産の傾向が高まり、早産などの影響で未熟児や低体重児の数が毎年増加しています。ここ数年、国立成育医療研究センターの設立、各都道府県での周産期医療センターの開設、さらに各医療機関での新生児集中治療室（NICU）の整備など、新生児死亡率を下げる様々な対策が講じられています。

　2500g未満の新生児は「低出生体重児」（一般的には「未熟児」とも呼ばれる）と呼ばれ、体温の調節や皮膚呼吸などの機能がまだ未熟なため、保育器の中で一定期間過ごすことになります。保育器の中は胎内と同じような温度、湿度が保たれ、新生児の体温や身体の水分などが維持されています。

●4つの役目：保温・加湿・感染防止・酸素供給

　通常、母体内にいる胎児は羊水に入っており、その体温は38℃くらいと言われています。出産時、新生児が25℃くらいの環境下に置かれると、徐々に体温は36.5℃くらいまで下がりますが、中には36℃以下になる新生児もいます。新生児は単位体重あたりの表面積が大きいので、保温機能が一番重要です。また、蒸発により体温が奪われるので、80〜90％に温度を保つ機能もついています。

　また、新生児は抵抗力が弱いため、感染防止の対策が必要です。保育器に入れる空気は、フィルターにより埃や細菌が進入するのを防ぎます。肺が十分に発達しないで生まれた新生児など酸素供給が必要な新生児には、酸素流量計で新生児ウォーマ内の酸素濃度を高める調節も行います。

　この装置でも災害などによる停電は危険な結果を招きますので、非常時の電源確保が重要な管理ポイントとなります。

【保育器の種類】
- **定置型保育器**：完全閉鎖型の保育器で温度管理と湿度管理をする、感染対策も万全、一般的に保育器はこの型を言う
- **開放式保育器**：出生直後の蘇生用や術後経過観察時に使われる。上部にヒータ付タイプもある
- **搬送用保育器**：搬送中はバッテリ駆動で、温度が保たれる

図 5-8-1　定置型と開放式新生児ウォーマ

開放式新生児ウォーマ

定置型新生児ウォーマ

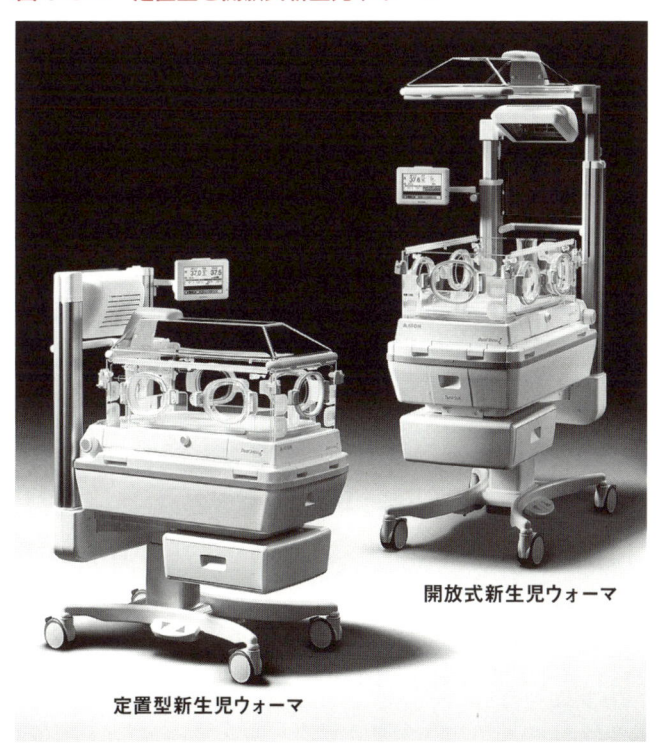

(写真提供：アトムメディカル株式会社)

[保育器の主なメーカー]
アトムメディカル／エア・ウォーター／
トーイツ／ドレーゲル／GE ヘルスケア

5-9 自動血球計数器

ICU CCU ER 手術 検査

●約60秒～80秒で測定結果が分かる

　自動血球計数器は、赤血球数、白血球数、ヘモグロビン（赤血球中のタンパク質）量、ヘマトクリット値など計8項目の測定、及びそれらに関連する項目の解析に用いられます。赤血球数やヘモクロビン量を見れば、貧血や多血症(赤血球が基準より多い状態)などが分かります。また白血球数をチェックすることで、身体のどこかで炎症などが起きているかどうか判断出来ます。さらに血小板数では、慢性出血の可能性の有無を診断することが可能です。

　このように様々なデータを、わずか60秒～80秒で検出可能な自動血球計数器は、病院の外来診療はもちろん、ICU（CCU）や緊急検査室、手術室などの臨床現場でも活用されています。特に検査結果からの迅速な診断・治療が必要なICUには欠かせない機器です。

●目視でカウントしていた時代

　自動化の血球計数器が発明される以前の血球計数は血液を顕微鏡と、血球計数盤を使って目視でカウントしていました。これでは時間もかかり、個人差などもあって精度に問題がありました。そこで登場したのは電気抵抗式という方法です。これは血液を電解溶液で希釈し、一定電流を流すと、血球がアパーチャーと呼ばれる細い孔を通過する抵抗と表示される電圧比が一定となるオームの法則を応用した方法とされています。

　さらに、レーザ光を利用したフローサイトメトリー法が開発されました。これは血液に特殊な試薬を加え、レーザ光を当てることで赤血球の大きさ、DNAやRNAの量などを測る方法です。試薬を変えることで、感染症のマーカーであるCRP（C反応性蛋白）を同時に測定出来る装置もあります。

　電気抵抗法とフローサイトメトリー法は今日の自動血球計数器にも応用されており、いまや、血球の計数だけでなく白血球分類まで判定可能となり、正確で、精度の高い機器として普及しています。

●クリニックにも置ける小型装置

　自動血球計数機は近年小型化が進み、クリニックの外来でも使用出来る便利な機械になっています。発熱やめまいなどの体調不良の原因を迅速に突き止めるためにも、自動血球計数機は今やなくてはならない存在です。

図 5-9-1　自動血球計数器

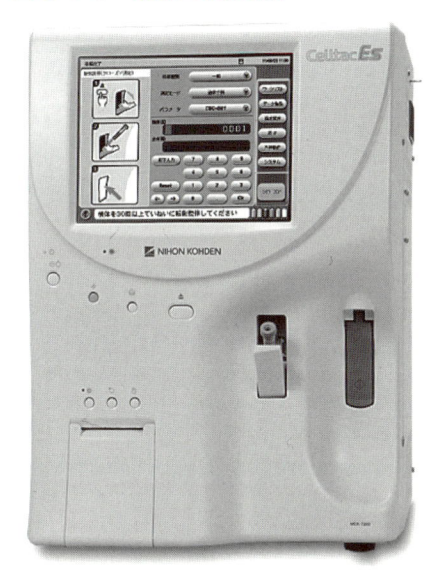

（写真提供：日本光電工業株式会社）

［自動血球計数機の主なメーカー］
アボット・ラボラトリース / シスメックス /
日本光電 / フクダ電子 / 堀場製作所

5-10 経皮的人工心肺補助装置（PCPS）

心血　循環　呼吸　ICU　CCU　ER

●心筋梗塞や心臓手術の術後補助に

　心筋梗塞や心臓手術に使われる体外人工心肺装置（→ P.108）は、短時間しか使用出来ません。術後の長期管理に多く使われるのは経皮的人工心肺補助装置（PCPS）です。手術後に循環血液量を保つことが出来ない場合は、心臓のポンプ機能を代行する血液ポンプを用いて、迅速かつ確実に全身の循環を補助する必要があります。PCPS は心臓の機能を補助するだけでなく、人工呼吸器では呼吸補助が十分でない重症呼吸不全の患者にも使われます。

　また最近では、救急救命センターなどでも PCPS を使い、心肺停止の患者に血液を強制的に循環させて、まず脳蘇生を図り、続いて心蘇生を図ろうとするケースも増えています。

●遠心ポンプと膜型人工肺で構成

　PCPS は血液循環用の遠心ポンプと、酸素交換用の膜型の人工肺から構成されます（図 5-10-2）。

　まず、脱血のためにカテーテルを患者の大腿静脈に挿入し、心臓の右心房の近くまで伸ばします。そして返血用として腹部大動脈へ同じくカテーテルを挿入します。体外人工心肺法が開胸して直接心臓から脱血する術式に対して、大腿部の動静脈を介して脱返血を行うため「経皮的」と表現されます。

　循環する血液回路は空気に触れない閉鎖回路のため、血液の損傷が少ないというメリットがあります。血栓などの付着を防ぐ特殊なコーティングを施したチューブを使用します。脱血、返血用カテーテルを本体装置にチューブで繋ぎます。患者の全身から右心房に返ってくる静脈血を遠心ポンプの力で強制的に抜き取り、人工肺で酸素を加えて再び患者の腹部大動脈から全身に返すという流れです。あくまでも補助的なものなので、患者の心肺機能が回復した時点で PCPS は外されます（図 5-10-2）。

図 5-10-1　経皮的人工心肺補助装置（PCPS）

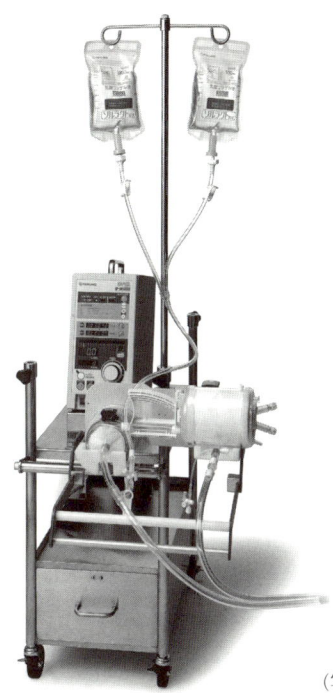

（写真提供：テルモ株式会社）

図 5-10-2　PCPS の装置原理

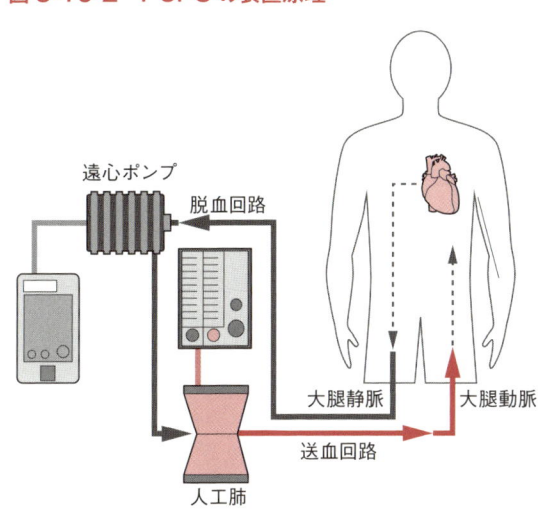

遠心ポンプ
脱血回路
大腿静脈
大腿動脈
送血回路
人工肺

[経皮的人工心肺補助装置の主なメーカー]
セント・ジュード・メディカル／テルモ

5・集中治療室の機器

5-11 非侵襲的陽圧呼吸器（NPPV）

循環 呼吸 ICU CCU ER 病室

●身体にやさしい人工呼吸器

　従来の人工呼吸法は、気管内にチューブを挿入して体外にある人工呼吸器からの圧力で換気補助をする治療（侵襲的な人工換気と呼ばれる）が一般的でした。1980年代に入り、非侵襲的陽圧換気法（NPPV）の開発により、マスクを使った身体に負担の少ない人工呼吸法が始まりました。この療法を続けていても疾患が増悪し自発呼吸が困難になった場合は、気管挿管の人工呼吸法に切り替えることがあります。

　NPPVは呼気吸気に圧力のかけ方の違いによって、大きく2つのモードに分かれます。呼気吸気とも気道に一定の陽圧をかけるのはCPAP（睡眠時無呼吸症候群療法→P.98）で、最もサポートの弱いモードだと言われています。睡眠時無呼吸症候群（SAS）の治療では、CPAPが第一選択ですが、呼吸不全患者にとってCPAPだけでは換気補助が足りないことがあります。もう1つはBi-levelPAPモードで吸気時に圧力をかけて換気を補助します。

　NPPVは開始してから1時間以内に、その効果測定を行うことが重要です。自発呼吸数が減少していれば、換気補助は成功していると言えます。NPPVは、患者のQOL向上に役立っており、在宅療法でも使われるケースが増えています。

●決め手はマスクのフィッティング

　この療法の成功の決め手は、マスクのフィッティングです。フィッティングの不良によってエアリーク（空気漏れ）が生じると、圧が効率的に患者の気管に送られなくなります。有効な換気効果を得るため、適切なマスクの選択や調整が非常に重要です。主に使用されるマスクには次の3タイプがあります。

- **ネーザル型**（慢性期の症状安定の患者向き）
  鼻マスクとも呼ばれ、話や食事はしやすいが、口からのエアリークが起こりやすい
- **フェイス型**（急性期患者向き）
  口まで覆っているので口を開けても換気に問題はない。痰などがとりにくい。嘔吐した場合は危険
- **トータルフェイス型**
  着脱に時間がかかる。フェイス型よりフィット感があるという患者もいる

図 5-11-1　NPPV で使用するマスクの種類

ネーザル型　　　フェイス型　　　トータルフェイス型

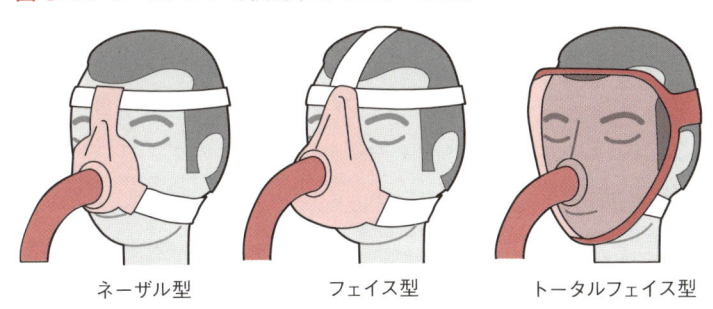

図 5-11-2　NPPV 装置

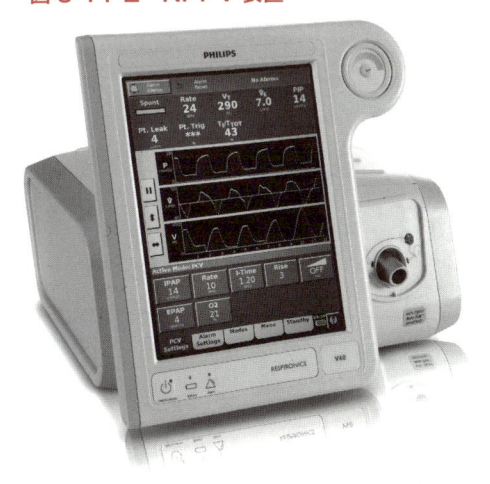

（写真提供：フィリップス・レスピロニクス合同会社）

［非侵襲的陽圧呼吸器の主なメーカー］
パシフィックメディコ／フィリップス／フクダ電子

5-12 輸血・輸液加温装置

ICU　NICU　手術　ER　病室

●術中・術後の体温管理は大切

　人間の深部体温は精密機械並みの精度で、いつも 36.9℃ プラスマイナス 0.2℃ の狭い範囲にコントロールされています。

　麻酔による体温低下を放置しておくと、合弁症の誘因となる可能性があります。一旦下がってしまった患者の体温を上げることはなかなか困難です。したがって、術中・術後の体温・管理はとても重要なポイントになります。特に、術中の出血に対する輸血や輸液の温度は、患者の体温に影響を与えやすく、その管理も欠かせません。

●輸血・輸液の急速加温が可能

　輸血・輸液の加温方式を大別すると、ヒータで循環水を温める熱交換方式と、循環水を使わないドライヒーティング方式の2種類があります。いずれも血液や輸液を 38℃〜41℃ に温めて患者に注入します。機種にもよりますが、普通2分間くらいで設定温度まで加温が可能で、急速輸血などにも対応しています。自動加温装置を使うことで輸血の血液、輸液の適正な加温が出来、患者の体温維持や血管の収縮を防ぐことが出来ます。

図 5-12-1　輸血・輸液加温装置

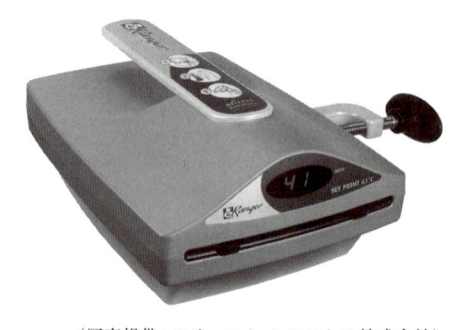

（写真提供：スリーエム ヘルスケア株式会社）

［輸血・輸液加温装置の主なメーカー］
アイ・エム・アイ / エルテック / スミス メディカル・ジャパン / スリーエム ヘルスケア / メテク

5-13 医療用空気清浄機

ICU　手術　病室

●インフルエンザ予防の効果あり

　病院内で、ICU は一般病室よりも清浄度の高い空間環境が要求されています。ICU には、感染しやすい重症の患者が入っており、患者自身が感染源になるケースも少なくありません。したがって、より強力な殺菌能力やウイルスの不活性化能力を求める医療現場にとって、インフルエンザ対策や感染症の 2 次汚染のリスクを低減させるために高機能空気清浄機は欠かせない存在です。

● HEPA フィルタが一般的

　空気清浄機には、HEPA（ヘパ）フィルタの搭載が一般的ですが、さらに強力な ULPA（ウルパ）フィルタを採用する製品もあります。ULPA フィルタは、0.15μm 以上のホコリの 99.9995％を捕塵可能な性質をもっています。家庭用には過剰性能ですが、IC チップを作る工場のクリーンルームや原子力施設などでは、ULPA フィルタ搭載の空気清浄機が活用されています。

　また、プラズマ（電離した気体）を発生させ、ウイルスや真菌、バクテリアなどの不活性化を図る機種や、紫外線を使って殺菌を行う製品もあります。

5・集中治療室の機器

図 5-13-1　医療用空気清浄機

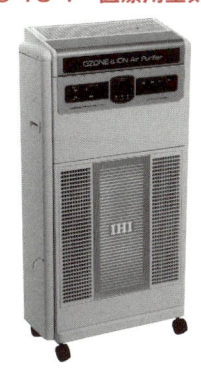

（写真提供：株式会社 IHI シバウラ）

［医療用空気清浄機の主なメーカー］
荏原実業 / ダイキン工業 / 東機貿（エアインスペース）/ ホリスティックホールディングズ / IHI シバウラ

⚠ 歯科用ハンドピース　　　　　　　　　　　歯科の機器

歯科医の手技を100%活かすために

　ハンドピースは虫歯を削ったり、歯の表面をきれいに削る道具です。術者が持つ部分を含めて全体をハンドピースと言い、用途によって付け替える先端の部分をインスツルメント部と呼んでいます。術者は治療方法に応じ、様々なインスツルメントを交換して使用します。視認性向上のため、小さなLEDライトが組み込まれたハンドピースなども開発されています。

　ハンドピースは、その構造からエアタービン型とマイクロモータ型に大別されます。どちらも高回転で先端が回りますので、振動やブレが術者の手や患者にいかに伝わらないようにするかが課題です。

- **エアタービン型**：風車のようにエアによってタービンを回します。毎分30~40万回の高回転によって患部に熱をもつことがあり、その熱を防ぐために先端から水が出る設計になっています。
- **マイクロモータ型**：超小型のモータを搭載しており、歯車などを経て先端部に回転力を伝えています。エアタービン型よりも回転数は下がりますが、力があるので押し当てることにより削る力は大きくなります。

図5-C-1　LEDライト付きのハンドピース

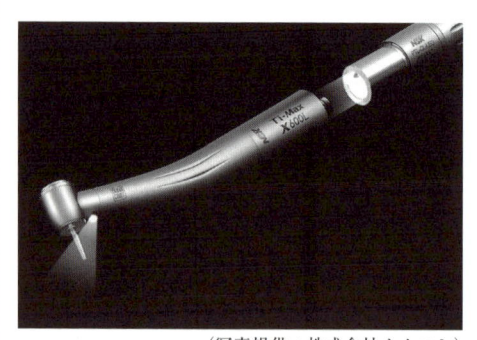

（写真提供：株式会社ナカニシ）

[歯科用ハンドピースの主なメーカー]
カボデンタルシステムズジャパン/ナカニシ/モリタ製作所

第6章

救急車とドクターヘリの機器

最後のこの章では救急治療の最初の入り口とも言える救急車、また災害や臓器移植に欠かせないドクターヘリに搭載される医療機器について紹介します。近年、救急救命士の行為拡大により救急車に搭載される機器も充実しつつあり、救命率の向上に貢献しています。

6-1 電動式吸引器

耳鼻 救車

●救急処置の第1歩—呼吸を確保する

　病院前救護（プレホスピタル）では、事故・急病が発生した最初の10分間を「プラチナの10分」と呼び、的確な処置を施すことにより、死亡率を減少させ、症状の悪化を防ぐ可能性が高まります。救急隊員は、患者の口や鼻に耳を近づけて呼吸の確認を行います。さらに患者の胸や腹の動き、意識状態、唇や爪の色、口の中の異物の有無をチェックします。

　患者が咳と共に血痰を出している時や、喀血（気道出血のこと）などを確認した場合は、気管に詰まる恐れがあるので、電動式吸引器で気管や口腔内の嘔吐物などを取り除き、迅速に人工呼吸器をセッティングして呼吸の確保を目指します。また、餅やゼリーによる喉のつまり（下咽頭異物など）、小児の異物誤飲などの際にも、電動式吸引器が応急処置として大きな力を発揮します。救急車には電動式吸引器に加え、手動式の吸引器も搭載していることがあります。

●高齢者の痰や新生児の羊水吸引など用途は広い

　電動式吸引器の先には、様々なサイズや素材の吸引カテーテルがつけられます。ヤンカー型と呼ばれるカテーテルは、硬く、途中に曲がり部分があり、嘔吐物などを視認しながら吸引出来る構造となっており、視認出来る異物除去時に有用です。一方、ネラトン型のカテーテルはゴム性の形状で、鼻腔吸引や視認出来ない異物除去にも使用可能です。

　救急車には、羊水吸引カテーテルが準備される場合もあります。新生児の呼吸障害には鼻腔や口腔に羊水残存が認められることが多く、カテーテルを吸引器につけて羊水を吸引することが出来ます。救急以外でも多く使われるのが痰の吸引です。病気が進行して痰を飲み込むことが出来なくなると痰吸引が必要になります。在宅では家族以外に介護ヘルパーも吸引は可能です。

図 6-1-1　電動式吸引器

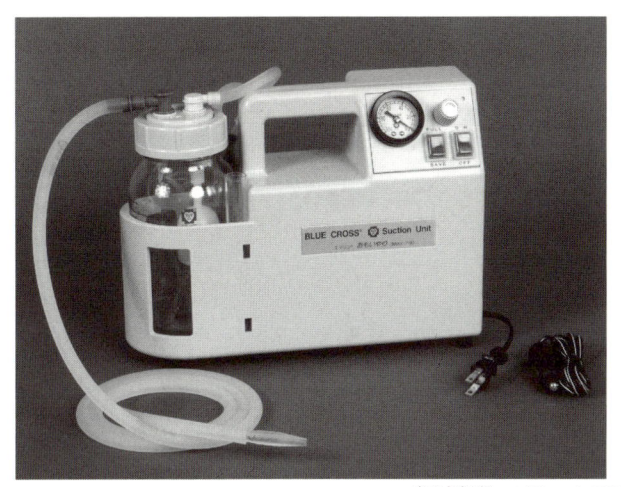

（写真提供：ブルークロス株式会社）

図 6-1-2　羊水吸引カテーテル

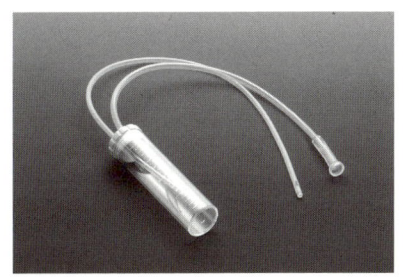

（写真提供：アトムメディカル株式会社）

図 6-1-3 下咽頭異物

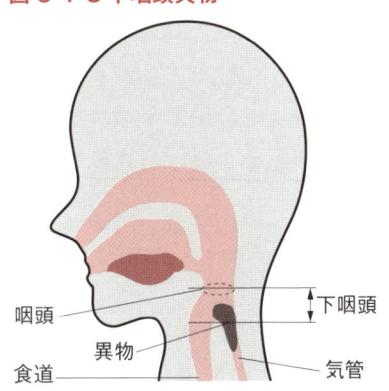

咽頭／異物／食道／下咽頭／気管

［電動式吸引器の主なメーカー］
アトムメディカル / コヴィディエン /
新鋭工業 / 泉工医科工業 / ブルークロス

6・救急車とドクターヘリの機器

157

6-2 心電図伝送装置

救車

●プレホスピタルケア（pre-hospital care）の機能をさらに充実

　緊急時に救急車を呼んで現場に駆けつける時間は、平成 13 年は 6.2 分で平成 24 年は 8.3 分とそれほど大きな差はありませんが、現場到着から病院収容までの時間の全国平均は、平成 13 年、28.5 分であったのに対し、平成 24 年では 38.7 分と 10 分も多くかかったというデータがあります。そこで搬送中から少しでも早く患者の生体情報を医療機関に伝送し、情報の共有化及び医療機関側の準備時間の短縮を図るため、様々な取り組みがなされています。
　心電図の伝送装置は、救急車や救急ヘリに搭載され、心筋梗塞に代表される急性冠症候群などの救急処置に効果を発揮しています。

●到着する前に治療の準備が出来る

　かつて、救急車内でとった心電図は、救急隊員が FAX などで医療機関に送っていた時代もありました。現代の伝送システム（モバイル・テレメディシン）では、情報端末制御装置をモニタや心電計、カメラなどと連携して、搬送側の患者の情報をインターネットを通じて受け入れ側の医療機関に伝送しています。この伝送システムを使えば、救急車が到着するまでの間に循環器医は携帯電話やパソコンなどで心電図を判読した上、どのように治療するかなどの準備が出来ます（図 6-2-1）。
　また従来、心電計は車のバッテリを電源としており、バッテリの特性から救急車をアイドリング状態にしないと心電図をとることが出来ませんでしたが、技術の向上によって救急ヘリでも救急車でも運転をしながら比較的安定した 12 誘導心電図をとることが可能になりました。

●さらにバイタルサインや動画などを送る

　この伝送システムを使えば、救急車は複数の病院とリアルタイムで情報共有が出来、心電図だけでなく、血圧や心拍数、呼吸数、動脈血酸素飽和度（SpO_2）

などのバイタルサインのデータを送ることが出来ます。しかもこのシステムには映像送信の機能もあり、救急車内の患者の様子などを小型カメラで撮影して送信することも出来、救急車の到着前に医療機関側で患者の状態を把握することも可能です。

図6-2-1　救急車の新しい伝送システム

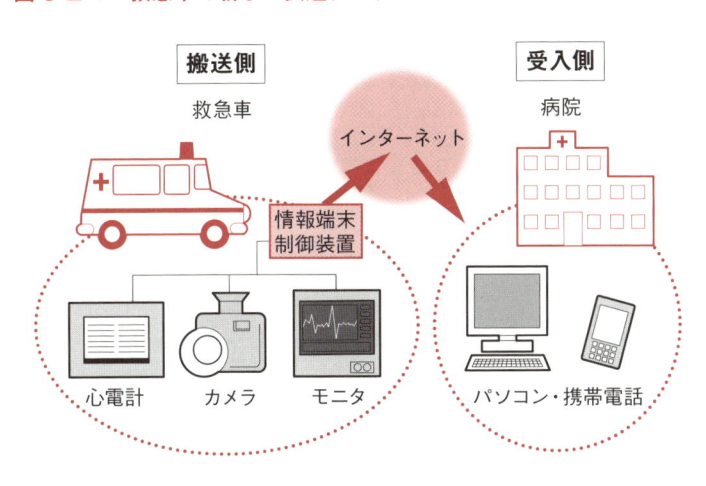

図6-2-2　救急車に搭載される生命情報モニタ（例）

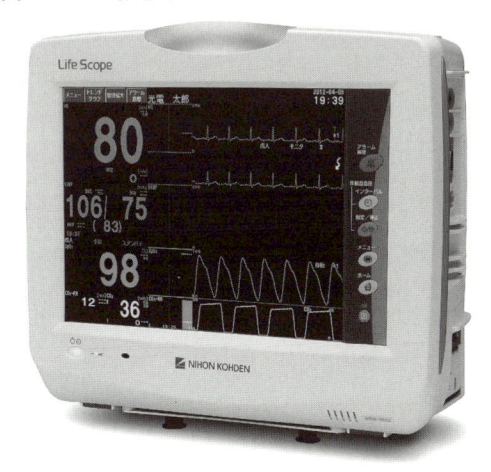

（写真提供：日本光電工業株式会社）

［心電図伝送装置の主なメーカー］
Labtech Ltd. / NEC / NTTコムウエア

6-3 車載用人工呼吸器、加湿流量計

救車

●患者の呼吸状態を確保しながら走る

　救急車・ドクターヘリには人工呼吸器とマスク、酸素ボンベが搭載されています。救急車で呼吸器疾患などの患者を救急搬送する際、呼吸困難で自発呼吸が出来ない患者のために人工呼吸器で対応します。自発呼吸が出来る患者にも補助呼吸として使用されることがあります。また、患者は呼吸状態を確保しながら医療機関まで搬送されます。

●操作を音声自動ガイドで

　最新の機種では、心肺停止の患者に行われる胸骨圧迫などの心肺蘇生法を自動的に検知することが可能な人工呼吸器もあります。また、「酸素ボンベのバルブを開けてください」など、次に行う操作の手順を日本語の音声でガイドする機能もついている機種もあり、煩雑な救急処置を正確に行なうための助けとなっています。

●酸素吸入には加湿も必要

　救急車に搭載されている酸素ボンベには圧縮酸素が入っていますので、そのまま使用することは出来ません。そこで圧力調整器をボンベに装着し、吸入しやすいように圧力を下げる必要があります。また酸素ボンベの酸素は乾燥していますので、そのまま吸入させると口腔や気管などが傷つく場合があります。これを防ぐために加湿しながら人工呼吸を行う加湿流量計を使うことがあります。加湿器には精製水や滅菌水が使われますが、最近では感染を防ぐためディスポタイプ（使い捨て）の精製水ボトルを使用することもあります。

【酸素吸入時の注意事項】
- マスクを患者に装着する前に、臭気などないかよく確認する
- 患者が酸素マスクを使用している時は、嘔吐などしないか十分に観察する
- 気道確保を優先して考え、強制的な呼吸になっていないか、胃の膨満などにも注意する
- 人工呼吸器の送気量は、患者の症状に合せて設定する

図6-3-1　音声案内機能のある車載用人工呼吸器

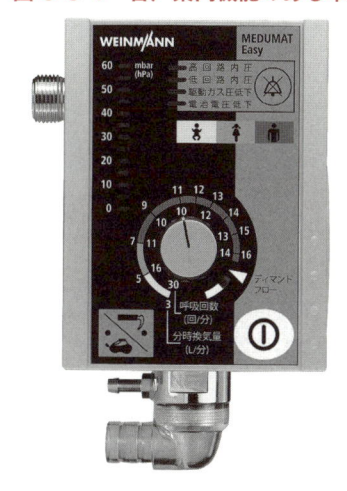

（写真提供：ワコー商事株式会社）

図6-3-2　人工呼吸器セット

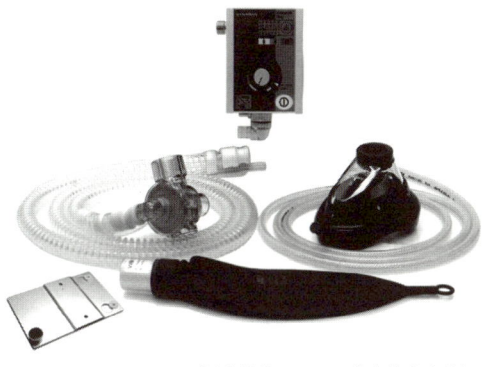

（写真提供：ワコー商事株式会社）

［車載用人工呼吸器の主なメーカー］
コーケンメディカル／スミスメディカル・ジャパン／ドレーゲル／ワコー商事

6-4 自動体外式除細動器（AED）

救車

●心臓の細動をリセットする

　心肺停止は、心筋梗塞などの心疾患や脳梗塞などの脳の疾患、出血性外傷、一酸化中毒など様々な原因が考えられます。自動体外式除細動器（AED）は、心室細動など心臓の不整脈を1度リセットして、正しい心拍運動を取り戻す画期的な装置です。

　救急車が到着する前に一般の人でも使用出来るよう、近年、駅やコンビニなどに全自動のAEDが設置されるケースが増えています。救急車に搭載されているものには、半自動の除細動器もあり、同じく搭載している心電計とセットで使います。これらのAEDは医療従事者でなくても操作出来るように開発されています。

【AEDの使い方】

　操作法を知らせる自動音声に従い、AEDで傷病者の心臓の状態をチェックします。
1．傷病者の上半身を裸にして、AEDを袋から取り出します。
2．AEDはふたを開けると自動的に電源が入ります。
3．傷病者のからだにパッドを貼ります。（小児用パッドも別にあります）
4．AED内蔵の心電計が自動的に傷病者の状態をチェックします。
5．AEDのボタンを押して電気ショックを与えます。

●心肺蘇生法をチェックする装置も

　救急車に設置するAEDは、胸骨圧迫の心臓マッサージなどを行う心肺蘇生法（CPR）を評価する「Q-CPR」（CPRの質を評価し、リアルタイムで音声フィードバックする）という装置と組み合わせて搭載されています。

図 6-4-1　自動体外式除細動器

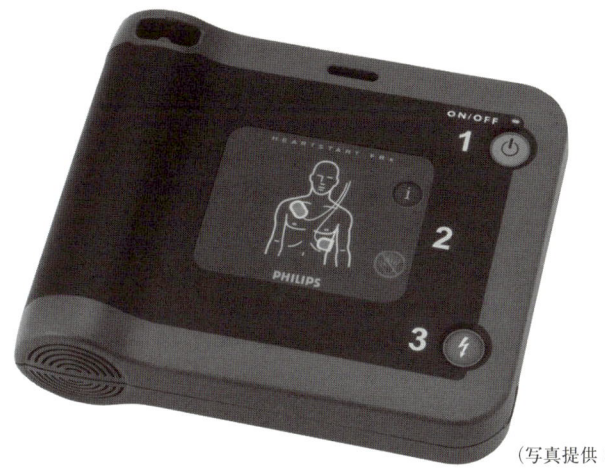

（写真提供：フクダ電子株式会社）

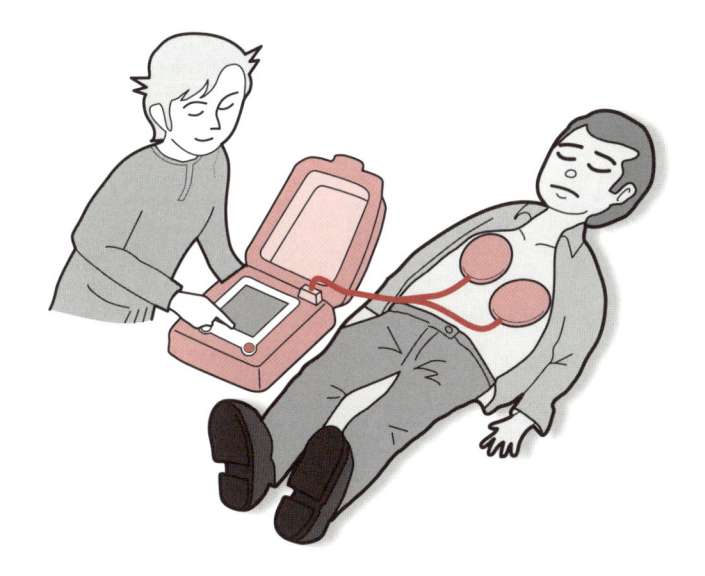

[自動体外式除細動器の主なメーカー]
オムロン ヘルスケア／日本光電／
フィジオコントロールジャパン／
フィリップス／フクダ電子

6・救急車とドクターヘリの機器

6-5 ヘッドイモビライザー

救車

●高エネルギー外傷での救急搬送に

　救急現場から救急車や救急ヘリへ、そして救急車や救急ヘリから医療機関へ搬送する際、患部をいかに固定するかということは非常に大事です。特に墜落事故や、ある程度のスピード以上での自動車事故では、目に見える外傷がなくても、「高エネルギー外傷」と呼ばれる内臓に損傷が生じている可能性があります。

　高エネルギー外傷では、頭部や頸椎損傷を派生することが多く、たとえ命を救うことが出来ても重度の障害になる可能性が高くなります。頸椎損傷を最小限に抑えるために、ヘッドイモビライザーなどで頭部や頸部の確保・固定は必須です。

●柔らかい素材で頭部を守る

　頭部を覆うクッションはフォームラバー（スポンジゴム）製で柔らかく、耳からの出血確認が可能で、問診の声が聞こえるように側部に穴が開けられています。このままバックボードという全身固定用の器材を装着することが出来ます。バックボードは、事故現場からの救出、固定、搬送、医療機関内搬入、さらにX線撮像までが対応可能な板状のもので、脊柱や臓器の保護・安定化が図れる器材です。

　そのほか、首を固定する器具（頸椎固定器具）と、手首など受傷部位の形状に合わせて折り曲げて固定する器具（梯子状副子）なども救急車に搭載されています。

図 6-5-1　ヘッドイモビライザー

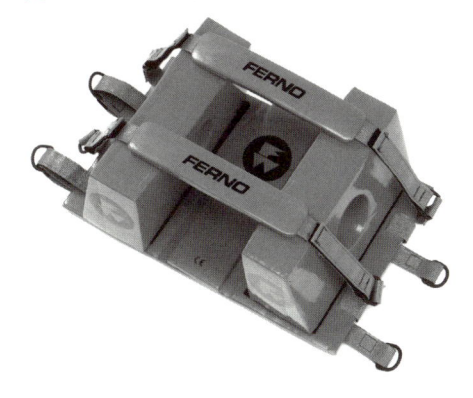

図 6-5-2　頸椎固定器具

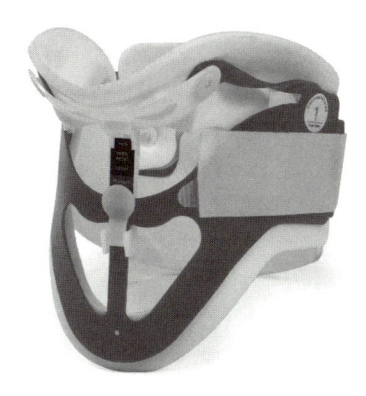

（写真提供：ファーノ・ジャパン・インク）

図 6-5-3　バックボードにセットされたヘッドイモビライザーと頸椎固定器具

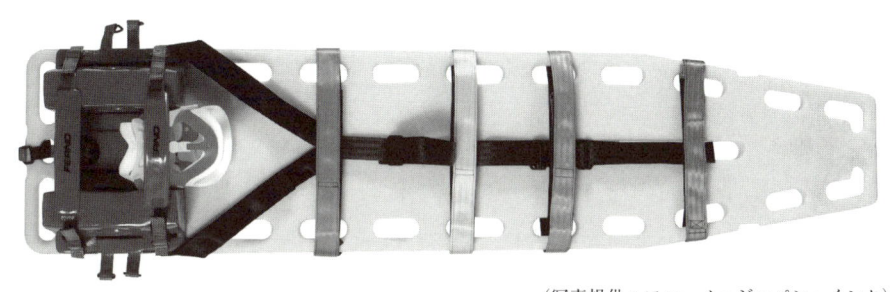

（写真提供：ファーノ・ジャパン・インク）

6・救急車とドクターヘリの機器

［ヘッドイモビライザーの主なメーカー］
ファーノ・ジャパン・インク／北海道トータルシステム／レールダル

6-6 ストレッチャー

救車

●安全に傷病者を搬送するプロ器材

　救急医療の現場で使われるストレッチャーは救急車などから、降ろす時に自動で脚部が出てロックをかけ、収容する時は自動的に折り畳まれるという優れた機能をもっています。

　傷病者を救急車に搬送する際、転倒落下を防止するため、なるべく脚部を低位にし、サイドアームを立て、半座位で搬送するのが理想的だと言われています。救急隊員は、傷病者の頭部とストレッチャーの左右を確保し、足の方を先に救急車に搬送します。

　傷病者は痛みを我慢出来ず動き回ることがあります。さらに現場は広々とした場所とは限りません。救急隊員は、傷病者をストレッチャーに乗せる方法を常に訓練しています。最も一般的に使用されるのがメインストレッチャーです（図6-6-1）。

【救急用ストレッチャーの特徴】
- 背もたれ部は角度の調節可能で、患者が座位や半座位の姿勢がとれる
- 傷病者の足側は高さ調節が可能で、足部のみを高位にすることが出来る
- 脚部の高さは調節可能で、医療機関内や他のストレッチャーからの傷病者の移し替えに便利

●サブストレッチャーや担架も

　救急車にはサブストレッチャーや担架などの搬送機器も搭載しています。サブストレッチャーは軽量コンパクトで、簡単な操作でイス担架になるものもあります。また、ターポリン担架と呼ばれる布製の担架は軽く携行に便利です。エレベータの中など狭い場所でよく使われます。

●脊椎損傷や骨盤骨折には一次搬送も

　傷病者が脊椎骨折や骨盤骨折の疑いがある場合は、スクープストレッチャーという半板状のストレッチャーでメインストレッチャーまでの一次搬送を行います。スクープストレッチャーの使用には収容場所が平らであることが前提です。凸凹や地面が柔らかい場所では、スクープストレッチャーは動いてしまうので注意が必要です。

図 6-6-1　メインストレッチャー

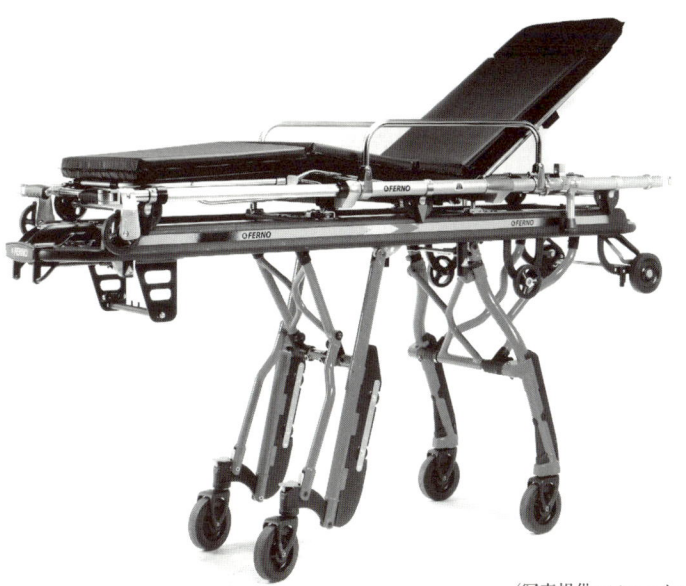

（写真提供：ファーノ・ジャパン・インク）

［ストレッチャーの主なメーカー］
日進医療器/ヒルロムジャパン/
ファーノ・ジャパン・インク/松永製作所

6-7 簡易隔離搬送装置

●感染拡大を避けながら搬送するために

　救急隊は、基本的にどんな傷病者にも対応しなければなりません。細菌に感染した患者の間近で救護を行う救急隊員は、通常マスクをしていますが、細菌は鼻、口以外に目にも入る恐れがあります。救急医療の従事者への二次感染を防ぐため、医療施設全体として対策に取り組むことが必要です。

　感染患者を隔離しながら搬送する時使われるのが簡易隔離搬送装置です。この装置では処置をするための窓があり、やや大型の装置では吸排気系統もしっかり装備されています。ファスナー開閉式の透明カバーで、患者の乗り降りには便利です。また、折り畳み式のコンパクトな装置なので、そのまま医療機関内に搬送したり、X線撮影を行うことも出来ます。ウイルス、細菌感染だけでなく、化学的な災害の被害者を搬送する時にも使用されます。吸排気ファンの駆動はバッテリ式で、5～7時間の稼働が可能です。

●頭部だけの簡易テント型も

　感染源が傷病者の頭部に限られる場合は、ストレッチャーに装備して頭部付近をカバーするテント状の製品があります。感染を避けながら、胸部マッサージなどの救急処置を容易に行うことが出来ます。搬送用には吸排気システムも搭載されています。

　このテントは、病室でも単体で使えますので、入院後の患者のケアなどにも有用です。

図 6-7-1　簡易隔離搬送装置

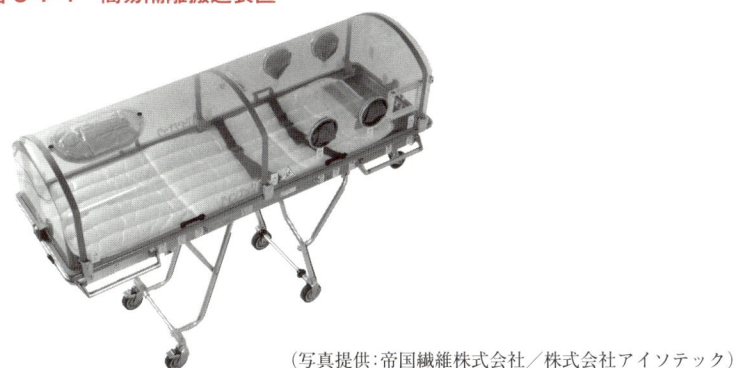

(写真提供：帝国繊維株式会社／株式会社アイソテック)

図 6-7-2　簡易隔離搬送装置の構造

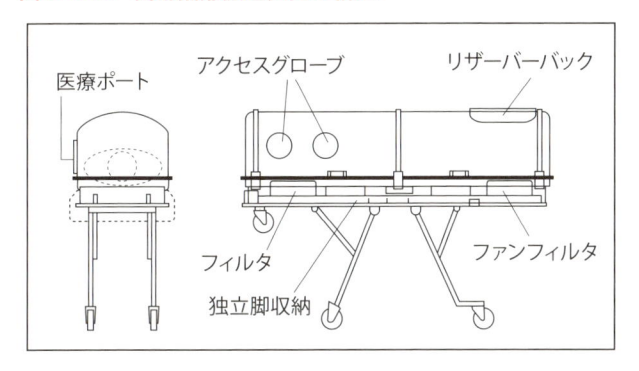

医療ポート　アクセスグローブ　リザーバーバック　フィルタ　独立脚収納　ファンフィルタ

図 6-7-3　テント型簡易隔離搬送装置

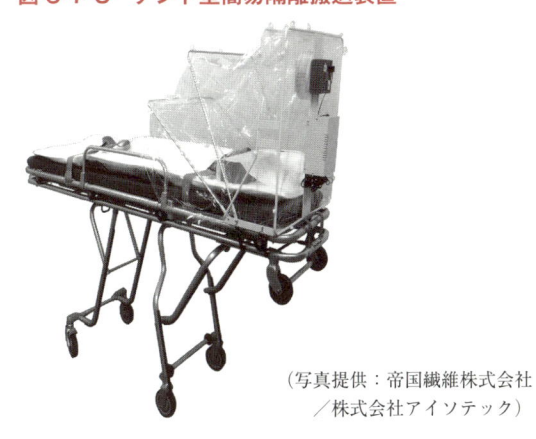

(写真提供：帝国繊維株式会社／株式会社アイソテック)

[簡易隔離搬送装置の主なメーカー]
帝国繊維／日本医化器械製作所／日本エアーテック／ファーノ・ジャパン・インク

6・救急車とドクターヘリの機器

❗ 歯科用レーザ機器　　　　　　　　　　歯科の機器

痛みや不快感が少ない新しい治療法

　皮膚科や美容整形などで使われてきたレーザ治療は、歯科治療でも用途に応じて様々なレーザ治療器が開発されています。使用されているレーザには、主に炭酸ガスレーザ（CO_2レーザ）、半導体レーザ、エルビウム・ヤグレーザなどがあります。

- **歯科レーザ治療のメリット**
  - ・痛みが少なく無麻酔の場合もある
  - ・治療が早く済む
  - ・不快な音や頭に響く振動もない

- **レーザに適した治療**

  虫歯の治療／歯石の除去／知覚過敏の治療／歯周病の治療・予防／歯茎の黒ずみ／止血／根管治療／歯肉の切開・切除／口内炎・口角炎の治療など

図6-C-1
炭酸ガスレーザ

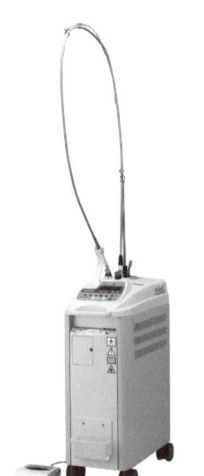

図6-C-2
エルビウム・ヤグレーザ

図6-C-3　半導体レーザ

（写真提供：吉田製作所株式会社）

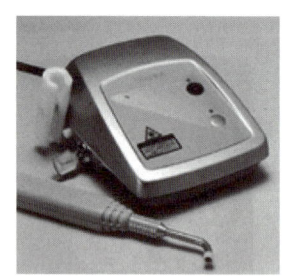

（写真提供：吉田製作所株式会社）

[歯科用レーザ機器の主なメーカー]
タカラベルモント／マニー／モリタ製作所／吉田製作所／DEKA JAPAN

用語索引

英字

ASV 装置	100, 101
AUS	142
Bi-levelPAP モード	150
BIS 値	106, 107
CCD	58, 116, 120, 121
CHDF	82, 83
COPD（慢性閉塞性肺疾患）	40
CPAP	98, 99, 100, 101, 102, 150
CRP（C 反応性蛋白）	146
CT（コンピュータ断層撮影装置）	10, 11, 18, 20, 21, 48, 52, 53, 56, 57, 62, 102, 116, 123
DXA 法	34, 35
FDG	57
FRS	73
IABP	127
ICD	140, 141
MDCT（マルチスライス CT）	52
MD 法	34, 35
MPQ	73
MRI	10, 11, 18, 48, 56, 62, 123
NASA（アメリカ航空宇宙局）	37
$PaCO_2$（二酸化炭素分圧）	47
PaO_2（酸素分圧）	47
PCI（経皮的冠動脈形成術）	64, 126
PET（陽電子放射断層撮影装置）	56, 57
pH（水素イオン濃度）	46, 47
PUVA 療法	92
P 波	140, 141
QOL	73, 150
Q スイッチルビーレーザ	94
R 波	140, 141
SC	48
UV-A	92
VAS	73
X 線撮影装置	49, 54, 72

ア行

亜酸化窒素（N_2O）	105
アトピー性皮膚炎	92
アルツハイマー病	54
イオン源室	80, 81
胃カメラ	20, 56, 58
痛み計	73
医療用空気清浄機	153
咽頭内視鏡	60
インフォームド・コンセント	64, 102
運動負荷心電図検査装置	26, 29
鋭波	33
エキシマ光線	92, 93
エルゴメータ負荷試験	29
遠隔診断	27
遠心ポンプ	148, 149
オージオメータ	66, 67
オーダリングシステム	14, 15
オートクレーブ	16, 17
オープン型 MRI	54
温熱療法治療器	88

カ行

ガイドワイヤー	125
火炎滅菌法	16
下肢循環不全	30
加湿器	96, 160
加湿流量計	160
カテーテル	19, 21, 82, 85, 62, 64, 65, 82, 85, 125, 126, 127, 148, 156, 157
カニスタ（二酸化炭素吸着装置）	104, 105
カフ	30, 109
カプセル内視鏡	59
カプノメータ（呼気炭酸ガスモニタ）	42, 43
眼圧計	68, 69

171

眼圧検査	68
簡易隔離搬送装置	168, 169
簡易型睡眠評価装置（アプノモニタ）	38, 39, 98
感音性難聴	66
間質性肺炎	108
冠状動脈（冠動脈）	62, 64, 65, 126, 127
感染防止	144
眼底カメラ	70, 71
眼底鏡	70
眼底検査	68, 70
乾熱滅菌法	16
ガンマ線	78, 79, 81
ガンマナイフ	78, 79, 112
気化器	104, 105
気管支ぜんそく	40
気導検査	66
キャピラリ波	96, 97
救急車	132, 138, 140, 156, 158, 159, 160, 162, 164, 166, 168
凝固モード	118, 119
狭心症	27, 28, 28, 30, 125
局所麻酔	104, 122, 126
棘波	24
筋ジストロフィ	24
筋電計	24, 25, 106
筋電図	24, 25
クモ膜下出血	62, 90
クレアチニン	44
経口内視鏡	60, 61
経皮的人工心肺補助装置（PCPS）	148
経鼻内視鏡	58, 60, 61
血圧計	88
血圧脈波検査（ABI・PWV）装置	30, 31
血液循環	88, 110, 148
血液浄化装置	10
血液透析	82, 84, 85
血液濾過療法	84
血管造影システム（アンギオ）	62
血管内膜	30
血球数	45, 146
血小板数	145, 146
血清	44, 45
結石	76, 77
血栓	62, 64, 140, 148

血糖値	57
血餅	44
ケモカイン	92
健康診断	15, 26, 44, 58, 66, 68
検体検査装置	21, 44, 45
コ・デンタル	22
高気圧酸素治療	90, 91
抗凝固剤	82, 83, 84
口腔外科	22
酵素	44
語音聴力検査	66
呼気ガスモニタ	106
呼気弁	104, 109
骨粗鬆症	34
骨導検査	66
骨導レシーバー	66
骨密度	34, 35
骨密度検査装置	35
コメディカル	13

サ行

サイトカイン	92
サイバーナイフ	78, 112, 113
サクション	128
サブストレッチャー	166
ジェネレータ	122, 123
紫外線	92, 93, 95, 125
紫外線治療器	92, 93
歯科用マイクロスコープ	74
歯科用レーザ治療器	170
耳小骨筋反射	66
下咽頭異物	156, 157
自動血球計数器	146, 147
自動体外式除細動器（AED）	21, 27, 140, 162, 163
磁場トンネル（ガントリー）	54
車載用人工呼吸器	160, 161
12誘導	27, 158
終末期呼気炭酸ガス濃度（ETCO$_2$）	42
重粒子線	78, 80, 81
重力筋無力症	24
手術支援ロボット	114, 115

172

手術台	116, 117
腫瘍	22, 32, 44, 48, 50, 55, 56, 78, 79, 112, 119
純音聴力検査	66
循環器系	26, 108
消化管検査	60
笑気ガス	104
静脈麻酔	104, 105
除細動器	27, 140, 141, 162, 163
シリンジポンプ	136, 137
心音モニタ	30
心筋	110, 122, 127
心筋梗塞	28, 29, 30, 99, 125, 148, 158, 162
針筋電図	24
心筋保護液	110, 111
シンクロトロン	80, 81
人工血管	124
人工呼吸器	10, 18, 19, 21, 42, 104, 108, 109, 148, 150, 156, 160, 161
人工心肺装置	10, 21, 110, 111, 130
心室細動	27, 132, 140, 162
侵襲	30, 36, 100, 108, 125, 134, 150
新生児ウォーマ（保育器）	144, 145
新生児集中治療室（NICU）	11, 144, 145, 152
腎臓	44, 49, 62, 77, 84
心臓カテーテル治療	125, 126
心臓ペースメーカー	55, 122
心臓弁膜症	110
心電計	21, 26, 27, 28, 29, 158, 162
心電図	10, 18, 26, 27, 28, 29, 30, 110, 130, 131, 132, 140, 141, 142, 158
心肺蘇生法（CPR）	162
心肺停止	133, 148, 160, 162
心拍数	122, 130, 131, 134, 142, 158
心不全	38, 100
深部体温	132, 134, 135, 152
深部体温計	134, 135
心房細動	27, 140, 141
水晶体	69, 70, 71
睡眠時無呼吸症候群（SAS）	38, 98, 100, 150
スクープストレッチャー	167
ステント	126
ストレッチャー	116, 168
スパイク波	32
スパイラルCT	53
スパイロメータ	40, 41
生化学検査	44
生体情報モニタ	26, 106, 130, 131
精密検査	39, 44, 58, 68
生理検査室	10
赤外光	43, 138, 139
赤外線	42, 88, 89, 134
切開モード	118, 119
線形加速器	80, 81
全身麻酔	104, 105, 106, 120, 141
セントラルモニタ	130, 131
造影剤	36, 48, 52, 62, 63, 64, 125
送血ポンプ	110, 111
ソラレン	92

タ行

ダイアライザ	84
体外循環	110
体外衝撃波結石破砕装置	76
体内循環	88, 110
多重複合	33
脱血管	110, 111
炭酸ガスレーザ	94, 95, 170
中央材料室	10, 16
中枢神経系	104, 108
中枢性睡眠時無呼吸（CSA）	100, 101
超音波血管内映像装置（IVUS）	64, 65
超音波検査	11, 18, 34, 36, 57
超音波検査装置（エコー検査）	36
超音波診断	20, 21, 36, 37
超音波ネブライザ	96, 97
超音波メス	16, 118, 119
腸がん	56, 58
聴力検査機	66
貯血槽	110, 111
定位放射線治療	78, 79, 112
低周波治療器	86, 87, 123
低体温療法装置	132, 133
伝音性難聴	66
てんかん	32, 57

173

電気抵抗法 146
電気メス 16, 106, 118, 119, 121
電極パッド 28
電子カルテ 14, 15
デンタルユニット 128
点滴 10, 136
電動式吸引器 156, 157
導子 86, 87
透析液 82, 83, 84, 85
透析膜 85
糖尿病 31, 70, 76, 84, 90
糖尿病性足趾病変 90
動脈血ガス分析検査 46
動脈血酸素飽和度（SpO₂）................ 42, 47, 88, 130, 131, 138
動脈硬化 27, 30, 31, 64, 70, 124
読影技術 36
突発性難聴 90
トランスデューサ 142, 143
努力性肺活量 40
トレッドミル試験 29

ナ行

ナースステーション 10, 11, 130
内視鏡 11, 16, 20, 21, 58, 59, 60, 61, 110, 114, 116, 120, 130
内視鏡下手術 114, 120
内シャント造設術 84
難治性潰瘍 90
二酸化炭素濃度 42
乳腺内視鏡検査 51
尿毒症 84
ネブライザ 16, 96, 97
脳梗塞 30, 54, 62, 90, 140, 162
脳出血 30, 54, 90, 133
脳腫瘍 32, 54, 57, 113, 118
脳動脈瘤 54, 62
脳波 10, 32, 33, 100, 106
脳波計 21, 32, 33
のう胞 55

ハ行

％肺活量 40
肺炎 46, 60, 108
肺気腫 108
肺結核 40, 108
バイタルサイン（生体情報）.......... 18, 100, 130, 131, 134, 158, 159
肺胞 42, 48, 96
白内障 70, 118
バリウム検査 58
バルーンカテーテル 19, 125, 126, 127
パルスオキシメータ 38, 42, 138, 139
搬送手術台 116
半導体レーザ 94, 170
ハンドピース 128, 154
非侵襲的陽圧呼吸器（NPPV）............... 150
飛沫感染 99
表面筋電図 24, 25
腹腔鏡 16, 110, 114, 116, 120, 121
腹腔鏡下手術 120, 121
腹膜透析 84, 85
不整脈 26, 27, 28, 240, 162
物理療法 86
ブドウ糖 44, 56, 57
プラーク 64
パルス信号 36, 86, 112
プレホスピタルケア 158
ブレンドモード 118
フローサイトメトリー法 146
プローブ 36, 64, 65, 138
分泌物吸引ライン 108, 109
分娩監視装置 142, 143
ヘッドイモビライザー 164, 165
ヘモグロビン 146
ヘリカル（らせん）CT 53
放射線 15, 18, 20, 21, 48, 54, 57, 72, 78, 79, 80, 102, 112, 113
放射線技師 13, 18
放射線治療装置 78, 112
放射線治療ロボット 78, 112
放射線量 57, 78
ポータブルX線装置 72

174

ポリソムノグラフィ検査 39, 100, 101	流量計 40, 104, 105, 144, 160
ホルター心電計 26, 28	緑内障 68, 70
	臨床検査技師 18
	臨床工学技士（ME） 10, 11, 13, 18,
	19, 110, 115

マ行

麻酔器 42, 104, 105	レーザ治療 94, 95, 170
麻酔深度モニタ（BISモニタ） 106, 107	レーザ光 94, 95, 146
マンモグラフィ 50, 51	レントゲン 10, 34, 48, 62, 74, 102
無影灯 74, 116, 117	ロボットアーム 112, 113, 114, 115
無呼吸・低呼吸指数（AHI） 38	
メラニン 94, 95	
網膜剥離 68, 70	

ヤ行

輸液セット 136, 137
輸液ポンプ 16, 136, 137
輸血・輸液加温装置 152
羊水吸引カテーテル 156, 157

ラ行

理学療法機器 86
リニアック（直線粒子加速器） 78, 79, 112, 113
リハビリテーション 24, 76, 78
粒子線治療装置 78, 80, 81

■参考文献

「イラスト図解　病院のしくみ」木村憲洋・川越満／日本実業出版社、「医療機器システム白書2012-2013年版」月刊新医療編集部編／エム・イー振興協会、「医療機器が一番わかる」岡田正彦／技術評論社、「医療機器・用品年鑑2013年版」(1巻、2巻)アールアンドディ編／アールアンドディ、「完全図解　病院のしくみ」石沢武彰／講談社、「救急隊員標準テキスト」(改訂第4版)救急隊員用教本作成委員会編／へるす出版、「図解　病院のしくみが面白いほどわかる本」梶葉子／中経出版、「よくわかる医療機器業界・最新勢力地図」溝上幸伸／ぱる出版、「MEの基礎知識と安全管理改訂6版」日本生体医工学学会ME技術教育委員会編／南江堂

■監修者紹介

宇喜多 義敬（うきた よしたか）

1974年慶應義塾大学工学部卒業。同年ソニー株式会社入社。1984年世界初のポータブルCDプレーヤ"CD walkman"を開発、1990年世界初の電子ブックプレーヤ"電子辞書"を開発、2004年に世界初の電子ペーパー読書端末を開発し電子出版事業を起こすなど、多数の新規市場創出。
2006年にテルモ株式会社入社、研究開発センター副所長、2008年MEセンターのセンター長 、2009年執行役員としてヘルスケアーカンパニー統轄、MEセンター担当を経て、2011年に、医療コンサルタント事務所UPMコンサルテーションを設立。

■著者紹介

山崎ひろみ（やまざき ひろみ）

医療・健康ライター。生活習慣病、女性の病気、医療安全のための医師・病院の取り組みなどの記事を、単行本、雑誌、ウェブに執筆。医療系を得意とするライター集団、クロスロードに所属。　【第1章執筆】

稲葉 明（いなば あきら）

1972年東京経済大学経済学部卒業。NHK番組制作等を経て、現在、医療系コンテンツ制作プロダクション 株式会社エムアイプロジェクト代表取締役。メディカルライターとして製薬企業、医療機器企業からの医師向けや患者向けツールの制作に携わる。NPO法人「日本メディカルライター協会」会員。　【第2～6章、コラム執筆】

- ●装丁　　　　　中村友和（ROVARIS）
- ●編集＆DTP　　ジーグレイプ株式会社

しくみ図解シリーズ
病院の設備が一番わかる

2014年9月25日　初版　第1刷発行

監　　修	宇喜多義敬
著　　者	稲葉　明、山崎ひろみ
発行者	片岡　巖
発行所	株式会社技術評論社
	東京都新宿区市谷左内21-13
	電話　03-3513-6150　販売促進部
	03-3267-2270　書籍編集部
印刷／製本	株式会社加藤文明社

定価はカバーに表示してあります。

本書の一部または全部を著作権法の定める範囲を超え、無断で複写、複製、転載、テープ化、ファイル化することを禁じます。

©2014　稲葉明、山崎ひろみ

造本には細心の注意を払っておりますが、万一、乱丁（ページの乱れ）や落丁（ページの抜け）がございましたら、小社販売促進部までお送りください。送料小社負担にてお取り替えいたします。

ISBN978-4-7741-6992-7 C3047

Printed in Japan

本書の内容に関するご質問は、下記の宛先まで書面にてお送りください。お電話によるご質問および本書に記載されている内容以外のご質問には、一切お答えできません。あらかじめご了承ください。

〒162-0846
新宿区市谷左内町21-13
株式会社技術評論社　書籍編集部
「しくみ図解シリーズ」係
FAX：03-3267-2271